BAINS TÉRÉBENTHINÉS

LEUR EMPLOI DANS LE TRAITEMENT

DES

RHUMATISMES

PAR

LE DOCTEUR BREMOND FILS

Chevalier de la Légion d'honneur

Lauréat de l'Institut

PARIS

LIBRAIRIE J.-B. BAILLIÈRE ET FILS

Rue Hautefeuille, 19, près le boulevard Saint-Germain.

1877

BAINS TÉRÉBENTHINÉS

LEUR EMPLOI DANS LE TRAITEMENT

DES

RHUMATISMES

PAR

LE DOCTEUR BREMOND FILS

Chevalier de la Légion d'honneur
Lauréat de l'Institut

PARIS
LIBRAIRIE J.-B. BAILLIÈRE ET FILS
Rue Hautefeuille, 19, près le boulevard Saint-Germain.
1877

OUVRAGES DU MÊME AUTEUR

Leçons sur la physiologie du système nerveux, faites au Muséum d'histoire naturelle, par A. Vulpian, rédigées par Ernest Bremond. 1 vol. in-8 de 920 pages. Paris, 1866.

Hygiène de l'aliéné. In-8. Paris, 1871.

Absorption cutanée. Expériences physiologiques et applications thérapeutiques. In-8. Paris, 1873.

Absorption cutanée. Considérations sur une nouvelle méthode de traitement. In-8. Paris, 1874.

Nouvelle méthode de traitement de la blennorrhagie par les bains de vapeur térébenthinés, in *Gazette hebdomadaire* de médecine et de chirurgie. Paris, 1874.

7895 — PARIS. — IMPRIMERIE DE E. MARTINET, RUE MIGNON, 2

BAINS TÉRÉBENTHINÉS

LEUR EMPLOI DANS LE TRAITEMENT

DES

RHUMATISMES

La première, la plus importante des conditions du maintien de la santé, c'est l'équilibre parfait entre l'alimentation et la déperdition. L'hygiène peut préciser quelle est la quantité d'éléments réparateurs que nous devons introduire dans l'économie pour combattre l'usure de la vie. Outre ces données en quelque sorte normales, il faut tenir compte d'une foule de causes accessoires, comme les climats et les habitudes corporelles de chaque individu : les indications bonnes pour le laboureur ne peuvent servir de règle au citadin, qui passe sa vie confiné dans un bureau. L'air vif des champs, les efforts musculaires exigent un entretien plus riche en principes réparateurs que la vie oisive qui ne comporte aucun travail corporel. En pratique cependant on observe le contraire; les plus sages ne s'en tiennent pas à la rigueur imposée par l'hygiène, les limites qu'elle a fixées sont dépassées avec une étrange facilité, de sorte que l'équilibre est rompu, la balance n'est plus exacte entre la dépense et la recette.

Non-seulement les excitations d'une cuisine raffinée nous induisent en tentation, mais nous y joignons un accompagnement de vins généreux qui viennent grossir, pour la plus grande satisfaction du goût, l'accumulation de matériaux, qui suffiraient parfois à l'existence normale de plusieurs paysans soumis aux rudes labeurs de la culture; cependant nos occupations, nos habitudes, l'inaction de nos muscles sont un obstacle à la transformation régulière de ces éléments nutritifs, qui séjournent dans le corps et y forment des résidus. Alors apparaissent des symptômes de maladies, résultat de cette alimentation trop riche que l'on observe de préférence chez les heureux de la terre ; les précautions, qui eussent prévenu ces accidents, ne suffisent plus, le médecin doit intervenir efficacement, le régime devient impuissant, il faut recourir au médicament.

Il n'entre pas dans notre projet de prêcher l'abstinence, surtout parce que notre voix ne trouverait pas d'oreille préparée à l'écouter ; nous ne voulons pas non plus aborder une étude approfondie de l'alimentation pour arriver à constituer un régime préventif. Ces utiles notions hérissées de chiffres se trouvent dans tous les traités classiques de physiologie ou d'hygiène ; nous pensons, en outre, qu'une loi unique ne peut pas être formulée, elle doit être forcément variable : chaque peuple, mieux encore, chaque organisation isolée a ses besoins que l'âge, les habitudes quotidiennes modifient. Du reste ces calculs rigoureux et le tableau des infirmités, qui frappent ceux qui s'en écartent, n'ont même pas arrêté quelquefois ceux qui les ont dressés; laissons donc de côté ces intéressantes spéculations, ne tentons pas une réforme alimentaire, que nous n'obtiendrions pas et ne nous occupons seulement que des accidents qu'il importe au médecin de diminuer ou de détruire.

Notre but est de nous occuper de l'homme malade et, après avoir montré rapidement comment naissent ces résidus, qui deviennent dans le corps de véritables poisons, montrer par quelques faits de clinique comment nous avons pu, au moyen de nos appareils, et dans quelques cas particuliers, conjurer des accidents, en faisant absorber, par la surface cutanée, de la térébenthine.— Comment se forment dans le corps ces résidus ? Les différents actes de la digestion introduisent dans notre corps des matériaux prêts à être utilisés. Ces matériaux sont de deux ordres : les uns doivent servir à réparer les tissus et à fabriquer des muscles, des os, des cartilages, en un mot, tous les éléments anatomiques de la charpente animale ; ils doivent réparer les pertes causées par les actions vitales. Les autres sont brûlés, entretiennent la chaleur animale ou sont emmagasinés sous forme de graisse. Ces principes sont transportés, dans toutes les parties du corps, par la circulation. Mais, puisque toute action vitale est destructive, il existe dans l'organisme des éléments qui ont cessé d'être utilisables et dont la présence ne peut être que nuisible. Le sang charrie aussi ces produits de désassimilation et les amène jusqu'à certains organes qui sont chargés de les expulser au dehors.

Les voies principales par lesquelles doit s'opérer cette expulsion sont les glandes de la peau, qui sécrétent la sueur, la muqueuse pulmonaire et les reins. Lorsqu'on abolit une de ces sécrétions, comme l'a fait M. Bouley, en rasant tout le corps d'un cheval et le recouvrant ensuite de goudron ou d'un vernis imperméable, on tue l'animal en dix jours et les symptômes précurseurs de sa mort sont ceux d'une asphyxie lente. Je n'ai pas à insister sur l'importance de la sécrétion pulmonaire ; du reste, l'intégrité de la respiration est indispensable à la vie ; mais, sans aller jusqu'à l'abolition totale, lorsqu'une perturbation de cette fonction, quelle qu'en soit la cause, la rend inhabile à compléter le rôle qui lui est dévolu, il s'établit une sorte de suppléance dans une autre fonction qui essaye de compenser les effets physiologiques, que le poumon est incapable de produire. Ainsi, dans la dernière période de la phthisie pulmonaire, la peau se recouvre d'une sécrétion visqueuse et donne au toucher une sensation analogue à la peau des animaux inférieurs, qui respirent par leur enveloppe tégumentaire.

Pour la sécrétion urinaire, le phénomène est peut-être encore plus appréciable. D'abord au point de vue de la quantité : dans la saison chaude, lorsque la sueur est abondante, l'urine devient rare ; on voit, dans un bal, des danseurs introduire dans leur économie des quantités considérables de liquide, sans que la sécrétion augmente ; aussi bien souvent la vapeur, expirée par le poumon, dans une salle étroite, acquiert une odeur ammoniacale caractéristique. Cette sorte de suppléance se fait donc au point de vue chimique : il y a modification des principes habituels de la sécrétion. On trouve dans l'urine deux principes que le sang y a apportés pour les expulser au dehors : l'urée et l'acide urique. Ces deux principes sont le résultat des phénomènes de la désassimilation, qui se passent dans l'intimité des tissus, c'est-à-dire que ce sont des composés qui faisaient partie de l'organisme et qui s'en séparent et cessent de participer aux actes qu'elle accomplit. Lorsque, par suite de maladie ou de conditions hygiéniques défavorables, la nutrition intime est entravée, ces principes peuvent se trouver non-seulement dans la sécrétion urinaire, mais aussi dans les deux autres sécrétions pulmonaire et cutanée. On peut expérimentalement reproduire ce fait pathologique : M. Gigot-Suard, ayant fait ingérer à des chiens de deux à quatre grammes d'acide urique dans les vingt-quatre heures, a constaté des lésions à la surface de la peau et de la muqueuse pulmonaire.

Outre l'expérience physiologique, ce fait est démontré par l'observation clinique : M. Bouloumié a signalé des manifestations d'eczéma chez les goutteux. Nous avons rencontré cette lésion de la peau chez tous les goutteux que nous avons observés ; nous avons aussi constaté chez quelques-uns d'entre eux, à la fin de l'attaque ou pendant l'attaque, de véritables accès de toux, accompagnée d'une sécrétion bronchique abondante.

Voilà les trois sécrétions qui doivent expulser les produits, désormais nuisibles à l'équilibre de la santé. Sans doute, l'arrêt complet d'une de ces sécrétions entraînerait la mort, comme dans l'expérience de M. Bouley. Mais sans aller jusqu'à la suppression de la sécrétion, il peut surgir une influence qui entrave une de ces fonctions, ou bien, la fonction conservant son intégrité, il peut s'introduire dans l'économie, par une alimentation exagérée, un excédant de principes qui ne pourront pas être utilisés ; dans ce cas, les fonctions, que nous avons énumérées, peuvent être impuissantes à expulser ces matériaux. Dans ces diverses hypothèses, les matériaux se déposent dans les tissus, sous forme de cristallisations, ou bien se rencontrent sous forme de calculs, de sable, de graviers dans la vessie ; ces calculs peuvent même s'agréger et constituer des pierres volumineuses, qui nécessitent une intervention chirurgicale. Mais, dans tous les cas, la maladie a succédé à l'état physiologique.

Supposons un cas, dans lequel la sécrétion de la sueur n'est plus seulement trop lente, paresseuse, incomplète, mais dans lequel elle peut être subitement supprimée par une influence extérieure, celle du froid. Le sang est le véhicule qui transporte à la glande les matériaux qui doivent être expulsés, l'analyse y révèle leur présence ; il n'y a que des traces d'acide urique, mais on trouve 0,16 d'urée pour 1,000 grammes de sang. La rapidité de la circulation de ce liquide vecteur doit avoir une importance capitale sur l'activité de la sécrétion. En effet, plus il passera, dans un temps déterminé, une quantité plus considérable de sang dans la glande, plus cette glande pourra extraire une plus grande quantité des produits, qu'elle est chargée de rejeter au dehors. Or le froid est un puissant modificateur du calibre des vaisseaux capillaires, ainsi que le démontrent les expériences physiologiques et les plus simples observations. Outre l'abaissement de la température qu'amène le retour périodique des saisons, abaissement contre lequel nous luttons par un surcroît de vêtements, il peut se produire, à l'improviste, un refroidissement brusque, sur une étendue plus ou moins considérable du corps. Par exemple, si un courant d'air froid vient frapper une partie du corps couverte par la sueur et active l'évaporation, il se produit une sensation de froid, semblable à celle qui accompagne la vaporisation de quelques gouttes d'éther placées sur la main, car les liquides qui passent à l'état gazeux absorbent toujours de la chaleur. Ce froid rétrécit les vaisseaux capillaires, ralentit, arrête ou supprime la sécrétion de la sueur. Les résidus, qui devaient être expulsés, restent dans le sang.

Mais, comme ce sont des corps étrangers et que toutes les forces de l'économie doivent se réunir pour les rejeter, les deux autres sécrétions sont alors chargées d'un travail supplémentaire; en même temps, les organes qui doivent opérer ce labeur peuvent se trouver eux-mêmes dans des conditions défavorables pour exécuter ce surcroît de besogne. C'est ce qui arrive lorsque l'air que nous respirons n'est pas seulement froid, mais en même temps humide; la muqueuse pulmonaire ne peut plus suppléer aux glandes de la peau, de sorte que les résidus restent en excès dans le sang; ce que le rein peut en extraire produit une altération chimique de l'urine qui se retrouve, après le refroidissement de ce liquide, sous forme de cristaux, ou bien ces agrégations peuvent se déposer dans l'intimité même des tissus.

En un mot, soit que les aliments aient introduit une quantité trop considérable de principes nutritifs destinés à réparer l'usure, soit que ces matériaux n'aient pas été utilisés, soit enfin que les organes chargés de les rejeter au dehors, en même temps que les produits de désassimilation, aient été troublés dans leur fonctionnement normal, la présence de ces résidus cause des maladies dont nous allons esquisser les traits principaux et, en même temps, montrer l'étroite corrélation qui existe, en dehors de l'état physiologique et dans les manifestations pathologiques, entre ces trois fonctions; ensuite nous dirons comment la thérapeutique peut essayer de suppléer à l'insuffisance de ces fonctions en détruisant ces éléments nuisibles, que les organes ne peuvent expulser, ou mieux encore en les utilisant.

Cette corrélation est évidente dans l'exposé suivant, que nous trouvons dans la *Clinique* de Trousseau. « J'ai connu, dit-il, le frère d'un pharmacien de Paris, chez lequel des attaques d'asthme alternaient, d'une façon périodique, avec des attaques de goutte articulaire. Les accidents thoraciques se répétaient pendant deux ou trois mois, sans que rien survînt du côté des jointures ; puis, lorsque celles-ci se prenaient, les attaques d'asthme ne se produisaient plus. Le même malade éprouvait, aussi, des accès de coliques néphrétiques et rendait dans ses urines des quantités assez notables de sable fin ou des graviers assez volumineux ; alors il n'avait ni goutte, ni asthme. » Quelques lignes plus loin, Trousseau se hâte d'enregistrer la coïncidence, dans la diathèse urique, de l'eczéma et du lichen chronique. Des faits semblables sont de constatation facile, dans la pratique des maladies dues à la diathèse rhumatismale. C'est toujours le même produit morbide, dont l'analyse révèle la présence dans les trois sécrétions cutanée, urinaire ou pulmonaire. Pour l'urine, il ne saurait y avoir le moindre doute; les calculs urinaires sont composés en grande partie d'acide urique. Wunster a indiqué pour un calcul les proportions de vingt grammes d'acide urique pour cent, et Laugier de dix grammes pour cent. Mais souvent il n'y a pas agglomération constituant une pierre ni même un calcul; après refroidissement, l'acide urique se trouve dans le dépôt urinaire, avec la couleur jaune foncé, rouge brique, rouge orange ou rouge brun ; aussi l'expression de sables rouges passe-t-elle, dans le langage médical, comme synonyme de sable urique. Les statistiques, la pratique journalière sont d'accord pour montrer la gravelle urique comme la plus fréquente, soit que l'acide urique constitue seul les concrétions, soit qu'il se trouve uni à l'urate d'ammoniaque, de chaux ou à l'oxalate de chaux ; les graviers de carbonate de chaux sont tellement exceptionnels, que leur existence a pu être révoquée en doute par les hommes autorisés.

Voici donc le produit le plus net de ces combustions incomplètes, que nous pouvons saisir au passage, parfois dans l'état de pureté parfaite. Si, en dehors des agglomérations cristallisées, on trouve dans l'urine des goutteux une proportion anormale d'acide urique, cet excès existe aussi dans le sang avant que le rein ne l'ait extrait. Garrod l'a signalé et son observation a été confirmée par Bence Jones, Ranke et par M. Charcot. L'urine n'est pas le seul liquide dans lequel anormalement on trouve de l'acide urique. Golding Bird a signalé sa présence dans le liquide des pustules d'eczéma et M. O. Henry dans les sueurs spontanées ou provoquées chez les goutteux. On le trouve dans les concrétions crétacées, qui forment chez les goutteux des dépôts siégeant au voisinage des articulations, dans leur cavité même, sous la peau de l'oreille externe, des paupières, des ailes du nez, de la paume de la main, dans l'épaisseur des téguments de la face et jusque dans les parois des vaisseaux.

Ces dépôts peuvent aussi se rencontrer dans le poumon; M. Gintrac a donné, dans son *Cours théorique et clinique de pathologie interne*, l'observation d'un goutteux parvenu à l'âge de cinquante-cinq ans, perclus de ses membres inférieurs, qui eût plusieurs hémoptysies et qui présentait des lésions caractéristiques des poumons; ceux-ci offraient, à leur sommet, des cavités, non pas semblables à des cavernes tuberculeuses, mais formées par des débris d'un tissu mou, brunâtre et comme infiltré de matière crayeuse. Enfin M. Pidoux a décrit la transformation qui se produit sous l'influence des alcalins et qui conduit les malades, de Vichy, aux Eaux-Bonnes.

Ce que je viens de dire de la goutte s'applique, comme étiologie, au rhumatisme. Ces deux manifestations ont été du reste réunies sous un même nom d'arthritis. Ce mot, qui était tombé en désuétude et que M. Bazin a ressuscité, comprend, ainsi que l'a dit M. Pidoux, deux affections congénères nées sur le même terrain, deux branches issues du même tronc. Cette doctrine de l'identité a eu d'illustres défenseurs dans Chomel, Requin, Grisolles. Trousseau lui-même accepte cette identité, puisqu'il dit dans sa clinique : « Dartres, rhumatismes, goutte, hémorrhoïdes, j'ajouterai gravelle, sont des affections que l'asthme peut remplacer et qui, réciproquement, peuvent remplacer l'asthme. Ce sont des expressions différentes d'une même diathèse; et il en est une autre, que je ne dois pas oublier : la migraine. » Mieux encore, par ces lignes Trousseau établit une étroite connexion entre les trois sécrétions excrémentitielles. Nous donnerons plus loin quelques exemples tirés de notre clientèle, dans lesquels les manifestations dont parle Trousseau semblent se reproduire, avec tous les caractères qu'il leur a assignés. Nous donnons des soins à une dame de quarante ans environ, qui a été tourmentée, jusqu'à l'âge de dix-sept ans, par des accès d'asthme fréquents. Depuis quelques années, des douleurs rhumatismales ont paru, d'abord avec irrégularité, puis elles sont venues remplacer le trouble respiratoire, qu'elles ont fait disparaître complétement ; du moins, chaque fois que les douleurs existaient, la respiration s'exécutait sans gêne, et jamais il n'y a eu en même temps attaque de rhumatisme et accès d'asthme.

Mais ce ne sont pas toujours, du moins en apparence, les

organes chargés des fonctions excrémentitielles qui sont atteints par le rhumatisme. Cette maladie affecte les formes les plus variées : elle est tantôt fixe dans ses manifestations, tantôt elle paraît se déplacer à chaque instant; elle affecte, dans certains cas, la forme périodique et suit le plus souvent, surtout dans ses exacerbations, les variations atmosphériques; mais, loin de limiter son envahissement à certains organes, elle atteint tous les organes et même tous les tissus de l'économie. Sans parler des répercussions, elle peut débuter d'emblée dans les organes des sens, dans les viscères. Nous avons donné des soins à un jeune homme qui nous avait été adressé par M. le docteur Chéron : chez M. G. B. les crises se manifestaient dans l'estomac. Le malade nous fut adressé pendant une période très-aiguë; le premier jour la crise fut atténuée; le lendemain le malade prit son second bain au moment où les symptômes précurseurs commençaient, et la crise fut totalement enrayée; le troisième jour, les prodromes mêmes firent défaut et, après un traitement de six bains, M. G. B. put entreprendre un long et fatigant voyage, sans inconvénient. A son retour, il eut une légère alerte, et, plutôt par précaution que par nécessité, il prit deux bains. Depuis un an il n'a pas eu la plus légère atteinte.

Les organes des sens peuvent aussi être le siége de troubles graves dus au rhumatisme. J'ai été en situation, à trois reprises, de porter un diagnostic semblable pour des affections de l'œil, que je pensais d'essence rhumatismale. Un de mes clients a été tourmenté, toute sa vie, de manifestations graves de cette diathèse; il y a trois ans il a failli succomber aux suites d'une iritis. Malgré nos conseils, ce client fut éloigné de nous par les affirmations du médecin spécial qui le soignait. Ce confrère, sans étudier le fonctionnement de notre appareil, ne voulait pas entendre prononcer le mot *bain;* il craignait que l'opération amenât une congestion de la tête préjudiciable à son traitement. Enfin, après de longs mois de souffrances, l'iritis parut céder aux médications diverses qui avaient été employées; mais, en réalité, ce fut grâce à une répercussion. Le malade fut pris d'une violente sciatique : alors il nous fut possible de le soigner et de le guérir, et depuis plus d'une année notre malade n'a éprouvé aucun symptôme de rhumatisme. En ce moment nous donnons des soins à un malade qu'a bien voulu nous confier notre maître, le professeur Lasègue. Ce malade a eu également une iritis rhumatismale, il nous a été confié pour un engouement de la base du poumon avec sécrétion bronchique abondante. Pendant qu'il est dans la boîte, la respiration s'exécute avec plus de facilité, et l'auscultation montre, après chaque bain, une nouvelle amélioration.

Nous avons cru devoir parler de ces craintes chimériques de congestion surtout parce que, grâce à M. le docteur Giraud-Teulon, nous avons pu constater leur inanité. Nous citerons plus loin une observation d'un des malades que notre éminent confrère a bien voulu nous confier en insistant, dans sa lettre d'envoi, sur l'effet anti-congestif de nos bains de vapeur térébenthinés.

L'œil n'est pas le seul organe des sens qui ait le triste privilége d'être envahi par le rhumatisme. Nous avons donné des soins à une dame âgée de trente-six ans, qui était venue à Paris pour guérir une surdité presque complète et remontant à plusieurs années, accompagnée de bourdonnements incessants. Un savant confrère, consulté, avait diagnostiqué une otite de l'oreille moyenne et conseillé les injections de goudron. Sur cette indication et pensant que l'usage des balsamiques serait fait bien plus efficacement au moyen de notre appareil, cette malade vint se confier à nos soins. Nous avons constaté pour ainsi dire chaque jour un progrès nouveau chez cette malade qui, au moment où elle nous a quitté, entendait distinctement le tic tac de la pendule placée à plus de deux mètres.

Notre excellent ami M. le docteur Menière a bien voulu nous confier un jeune homme qui, aux examens de sortie de l'École polytechnique, avait été réformé pour surdité : nous n'avons pas eu la satisfaction de le guérir, mais nous avons constaté que les conduits auditifs paraissaient plus accessibles au son pendant qu'il était sous l'influence de la térébenthine. Nous avons également donné des soins à deux membres d'une famille de rhumatisants, l'oncle et le neveu, qui présentaient tous les deux la même infirmité : coryza perpétuel accompagné de surdité, pour laquelle l'un d'entre eux avait demandé des soins à un médecin auriste. On avait tenté contre cette surdité un traitement local et pratiqué sans succès des cathétérismes de la trompe d'Eustache qui paraissaient, au contraire, irriter davantage la muqueuse. Malgré une saison à la Bourboule fort judicieusement conseillée, dès les premiers froids de l'automne la surdité était revenue avec le catarrhe de la muqueuse nasale, et des précautions minutieuses n'avaient pas empêché une incommodité qui avait toutes les allures d'une véritable infirmité. L'oncle, après un bain isolé, était toujours débarrassé de sa surdité et de son coryza pendant plusieurs jours; nous lui avons conseillé un traitement plus suivi, et, après une série de quatorze bains quotidiens, il a pu traverser sans la moindre rechute les mois pluvieux du printemps de 1876. Le neveu vient de terminer son traitement de neuf bains, et au moment où il nous a quitté la sécrétion catarrhale était tarie complétement, l'audition était normale.

Sans nous arrêter plus longtemps à cette partie de notre travail, car ce que nous essayons de prouver est article de foi pour la plupart des médecins, nous avons hâte d'arriver à la question que soulève le choix du traitement à appliquer contre ces manifestations diathésiques. Voyons d'abord celui qui est le plus employé de nos jours : je veux parler de la médication alcaline. Je ne cherche pas à édifier sur des ruines, mais si cette médication est très-répandue, il s'en faut qu'elle soit toujours innocente.

On n'en est plus à l'esprit de corne de cerf ni à l'esprit de soie crue des vieilles pharmacopées. On utilise le plus souvent pour cette médication les carbonates de soude et de potasse qui sont répandus avec profusion dans la nature et qui forment l'élément chimique le plus important des eaux de Vichy, de Vals, du Mont-Dore, de Plombières, de Néris. Essayer d'éloigner de ces sources les malades qui vont parfois avec raison leur demander un soulagement de leurs maux n'est pas mon dessein ; le tenter ce serait une entreprise folle et même injuste. Mais à ceux qui pensent que c'est le seul remède de certains états arthritiques, je puis rappeler que des auteurs ont signalé le grave danger auquel sont exposés parfois ceux qui font usage de ces eaux, et pour ceux-là en particulier proposer une autre médication qui, entre mes mains, a été le plus souvent efficace et toujours inoffensive.

Voyons ce que disent des alcalins les auteurs autorisés. Trousseau dit nettement dans sa *Clinique :* « Je rejette la théorie chimique de la dissolution des calculs rénaux par les eaux de Contrexéville, Vals, Pougues ou Vichy. » Et après avoir établi l'inefficacité de la médication alcaline, pour en bien montrer les dangers, il ajoute :

« Si on la continuait trop longtemps on finirait par troubler les fonctions digestives et épuiser la constitution. »

Dans le *Traité de thérapeutique*, MM. Trousseau et Pidoux font un tableau plus complet encore des dangers de la médication altérante par les alcalins. Ils disent : « Une juste proportion des alcalins dans le sang donne à ce liquide le moyen de brûler dans une juste mesure les éléments absorbés dans l'acte de la digestion ; mais une combustion excessive ou trop rapide n'aurait pas moins d'inconvénients puisqu'elle amènerait des mutations importantes dans la composition du sang et, par suite, dans la texture des organes... Donner des alcalins, soit dans l'état de santé, soit dans l'état de maladie, ne peut jamais être chose indifférente. Pris en grande quantité pendant longtemps, ils causent une cachexie, un amaigrissement déplorable. Le sang devient plus fluide, il se décolore : alors l'amaigrissement est souvent irréparable. Depuis quelques années, l'usage excessif que l'on a fait des eaux de Vichy, Carlsbad et Pougues dans le traitement de la goutte a permis de juger cette grave question. L'abus des alcalins a causé plus de mal que l'abus de l'iode ; l'abus des alcalins amène un état morbide bien plus grave et surtout plus irrémédiable que la goutte ou la gravelle. »

Dans le *Nouveau Dictionnaire de médecine et de chirurgie pratiques*, M. Hirtz nous avertit que l'observation clinique, conforme aux données de la chimie, a montré maintes fois les déplorables effets de l'abus des alcalins. « Cet abus n'a jamais été porté plus loin que de nos jours. Non-seulement le champ de leur administration, sous l'influence de certaines théories chimiques, a été élargi outre mesure, mais les tendances aux hautes doses et l'emploi indéfini a été poussé à l'extrême. » Beaucoup de malades, en s'ingurgitant des quantités fabuleuses de liquides alcalins, ont donné naissance à une nouvelle maladie : la cachexie alcaline, dont les principaux caractères sont la bouffissure, l'amaigrissement, la prostration des forces.

MM. Rabuteau et Constant Boghoss ont fait sur eux-mêmes et sur une femme des expériences très-concluantes, dont je ne donnerai que le résultat : en dix jours, après avoir absorbé 50 grammes de bicarbonate de soude, il survint un état anémique prononcé et une dépression des forces musculaires; l'appétit diminua, il leur fallait dépenser un effort considérable pour ingérer la ration alimentaire qu'ils s'étaient prescrite.

Je ne veux pas chercher de nouveaux arguments pour montrer combien cette médication est dangereuse. Sans doute l'alcalin détruit des principes nuisibles; mais il le fait en aveugle; même lorsque les effets produits ne sont pas assez apparent pour rentrer dans le sombre tableau que je viens de tracer, l'usage de cette médication ne peut pas être complétement innocent.

Je propose pour la remplacer la médication par les balsamiques, que mon maître Trousseau tenait en grand honneur et que je lui ai vu employer souvent, médication dont on retrouve des indications à chaque instant dans ses admirables leçons de clinique. Ce médicament était employé dans l'antiquité : Dioscoride indique, après Hippocrate, l'action diurétique de la térébenthine, ses vertus contre le catarrhe pulmonaire, ses avantages pour les maladies chroniques de la peau, les affections eczémateuses, son emploi contre les otorrhées et contre le rhumatisme musculaire.

J'ai passé à dessein son action laxative, parce que dans certains cas c'est plutôt un inconvénient qu'un avantage et que l'excitation produite sur la muqueuse intestinale est le plus souvent un obstacle à l'introduction dans l'économie d'une quantité de médicament suffisante pour amener un effet curatif durable. En effet, bien des fois nous avons conseillé à des malades, forcés d'interrompre le traitement qu'ils avaient commencé avec nous, de prendre des perles ou des capsules, voire même des pilules de térébenthine ; mais le plus souvent cette médication a produit des troubles gastriques, des renvois pénibles, des nausées ou bien des diarrhées torrentielles qui entraînaient le médicament si complétement que l'odeur de leurs urines n'était pas modifiée. En tous cas l'action produite par la térébenthine introduite par le tube digestif s'épuise rapidement : le lendemain de son absorption il n'en reste aucune trace. Or, nous avons constaté chez nos clients une saturation qui se produit sans aucun trouble des fonctions physiologiques et qui donne l'odeur caractéristique aux urines plusieurs jours après la cessation de tout traitement.

Déjà à plusieurs reprises nous avons exposé la disposition de nos appareils et indiqué les détails de l'opération. Nous n'y reviendrons que pour mémoire et en quelques lignes. Notre appareil se compose essentiellement d'une boîte parfaitement étanche dans laquelle le malade est assis sur un fauteuil; la tête, restant en dehors, n'est jamais atteinte par les vapeurs chargées de médicament. Cette boîte est en communication avec un générateur de vapeur d'eau. Grâce à une disposition spéciale, au moment où la vapeur pénètre dans la boîte, elle se charge de térébenthine. Une gouttelette d'essence sortant par un tube dont l'orifice a six dixièmes de millimètre vient tomber dans le cône que forme la vapeur en s'échappant du générateur. Comme elle tombe dans le vide, la goutte éclate et se divise en molécules innombrables : nous pensons que c'est cette extrême division qui permet l'absorption du médicament par la peau. Une portion de la térébenthine est vaporisée et, pour cette partie du moins, après les expériences de Bichat et de Magendie, les plus féroces partisans de la non-absorption par les pores de la peau des substances non volatiles seront bien obligés d'admettre qu'une certaine quantité de médicament traverse les téguments et pénètre dans la circulation. Mais nous ne voulons pas nous attarder à une discussion que nous croyons avoir épuisée déjà.

Pourquoi avons-nous cherché un nouvel appareil? C'est que l'étude et le maniement de tous ceux qui existent nous ont montré que, pour avoir été à un moment donné un progrès, ils ne présentent pas les conditions nécessaires pour produire un effet thérapeutique énergique. La plupart manquent, du reste, de la précision si nécessaire lorsqu'on agit sur l'homme malade ; les étuves d'air sec, dans lesquelles on chauffe des substances aromatiques quelconques, ne peuvent jamais dégager que des quantités très-restreintes de médicament. On ne sait jamais à l'avance quelle sera cette quantité, car il faudrait pour cela faire l'analyse de chaque échantillon de substance employée. En tout cas cette quantité est toujours restreinte, étant donné le volume de substance végétale employée, tandis que pour chaque bain nous employons 180 grammes d'essence de térébenthine, c'est-à-dire la production, pendant une année entière, d'un arbre adulte dans de bonnes conditions de culture. De plus, la stagnation des vapeurs sèches dans la boîte ne met qu'une faible partie des médicaments au contact de la peau, inconvénient que ne présente pas notre appareil, comme nous le démontrerons tout à l'heure. Nous pensons que les effets produits par les fumigations sèches aromatiques ne sont obtenus que par l'élévation de température et non par l'absorption d'un médicament quelconque. En effet, si l'on ne fait rien boire au patient sous prétexte de compléter la médication, on n'observera jamais cette saturation que nous obtenons chez nos malades, et cependant ils ne boivent jamais ni décoction ni tisane; or, nous avons constaté chez de nos clients l'odeur de violette dans les urines alors qu'ils avaient cessé tout traitement depuis onze jours.

On a proposé de faire, avant d'entrer dans le bain, des onctions médicamenteuses; mais la peau ne peut pas supporter impunément les frictions avec la térébenthine : dès la première onction, même légère, la peau prend une coloration rouge foncé, puis il survient une éruption artificielle qui peut avoir parfois une action momentanée de révulsion, mais qui arrête la médication; et ce n'est jamais par ce procédé que l'on obtiendra la saturation de l'économie, quelle que soit la formule du liniment employé.

Notre méthode par contre ne comporte pas une élévation de température à laquelle on puisse attribuer les effets curatifs obtenus; la température du bain ne s'élève jamais au delà de 45 degrés centigrades, le plus souvent nous nous arrêtons à 40 degrés; comme la tête est en dehors des vapeurs, nous n'avons pas à craindre, nous le démontrerons plus loin par des observations, une congestion du réseau vasculaire sanguin des centres encéphaliques. Enfin nous n'avons constaté que deux fois, dans plus de trois mille bains que nous avons administrés dans le courant de l'année 1875, cet exanthème artificiel qui accompagne les applications de térébenthine sur la peau; et cependant nous employons pour chaque opération près de 200 grammes d'essence de térébenthine, ou plutôt d'essence de cèdre de Californie, dont les propriétés balsamiques nous ont paru supérieures à l'essence de térébenthine indigène.

Ce médicament n'est pas projeté au hasard dans l'intérieur de la boîte; nous avons dû nous assurer d'abord que le médicament était réellement transporté par le nuage très-dense qui entoure le malade: nous y sommes parvenus par une expérience qui démontre que toutes les parties du nuage qui forme le bain de vapeur contiennent du médicament. Pour cela, remplaçant la térébenthine par une solution d'iodure de potassium, nous recueillons d'abord de la vapeur dans les différents points de la boîte; bien que la solution d'iodure de potassium soit de beaucoup plus lourde que la vapeur d'eau, nous trouvons une plus grande quantité de médicament dans la vapeur recueillie aux parties supérieures de la boîte que dans celle des parties inférieures. Pour rendre la démonstration plus frappante, nous laissons la boîte ouverte, nous suspendons des papiers amidonnés au plafond de la pièce dans laquelle la boîte est placée et nous retrouvons dans ces papiers de l'iodure de potassium que la vapeur y a transporté.

Pendant le bain, la vapeur arrive au contact de la peau du malade par réflexion : après avoir frappé la partie postérieure et inférieure de la boîte, elle se réfléchit, une partie se condense sur la peau, le médicament s'y dépose sous forme de poussière très-finement divisée; la vapeur, chargée du médicament qui ne s'est pas condensé, se refroidit, retombe dans les régions inférieures de la boîte, où elle rencontre de nouvelles couches de vapeur auxquelles elle se mélange; elle est réchauffée et remonte, de sorte que pendant toute la durée de l'opération, c'est-à-dire pendant 15 minutes, un mouvement incessant ramène au contact du corps les molécules de médicament non utilisées et multiplie la dose de médicament utilisable. Au moment de la sortie de la boîte, toute la surface cutanée est recouverte d'une couche mince d'essence très-finement divisée qui donne à la peau un aspect d'irisation caractéristique. Le malade est enveloppé dans un maillot fait avec des couvertures de laine, il se produit une évaporation appréciable de l'essence qui cause une sensation douce de fraîcheur pendant les premières minutes. Une notable quantité de médicament est encore absorbée, et, après 30 minutes de repos dans le maillot, la température, qui avait été légèrement élevée par le bain, redescend au niveau de la température ambiante; le malade peut, sans craindre et sans avoir besoin de prendre de précautions, reprendre ses habitudes et vaquer à ses occupations.

Même par les plus grands froids, nos clients ne nous ont jamais signalé d'accidents dus à leur retour à la température extérieure. On comprendra, en effet, si l'on veut y prêter attention, que l'on puisse faire provision de chaleur et que dans les conditions ordinaires de la vie nous souffrons beaucoup moins d'une température extérieure très-basse si nous sortons d'une habitation très-chauffée. Du reste, l'usage des bains de vapeur est continuel en Russie, où le thermomètre descend à des degrés que nous ne connaissons pas dans nos climats tempérés. M. Boissonade écrivait du Japon qu'après une longue et fatigante excursion il avait été invité par ses guides à prendre un bain de vapeur; il hésitait parce que la température du bain était à 40 degrés et la température extérieure à 9 degrés au-dessous de zéro; s'étant enfin décidé, il put se convaincre que l'on emportait hors du bain un excès de chaleur qui ne se dissipait que progressivement, et qu'ainsi l'organisme n'était exposé à aucun des dangers que pourrait amener la transition brusque de température. Un de nos clients, qui pendant l'hiver se rendait, en sortant du bain, à la campagne en chemin de fer, trouvait le compartiment des premières trop chauffé et pendant le trajet enlevait son pardessus.

Quels sont les effets produits par ce bain? Immédiatement il se produit parfois une hyperhémie de la peau accompagnée de picotements qui augmentent pendant une première période de dix minutes, puis décroissent pendant une égale période et disparaissent ensuite complétement sans laisser la moindre trace. Cette hyperhémie est due toujours à un excès de médicament, elle augmente l'efficacité du bain, mais n'est pas indispensable; et comme chez les sujets très-nerveux elle pourrait causer une excitation fatigante, il est très-facile de l'éviter en diminuant la dose du médicament employé. Les forces, à la suite de ce bain, sont relevées, les symptômes de courbature disparaissent, l'appétit est surexcité d'une manière notable, la respiration, chez les asthmatiques surtout, s'exécute plus facilement; et si parfois il se produit après le premier bain un léger symptôme de fatigue, ce n'est que d'une manière passagère; dès le second bain ce symptôme disparaît. La circulation cérébrale n'est pas augmentée par cette opération. On comprend que la tête restant au dehors de la boîte ne subit aucune atteinte, au contraire les phénomènes de congestion légère se dissipent ; une observation citée plus loin mettra ce fait en évidence ; nous n'hésitons pas à dire que ce traitement est surtout tonique. Comment peut-il atteindre le rhumatisme et détruire ces résidus dont nous avons montré le mode de formation ? Il faut faire disparaître les résidus de la nutrition et les principes de désassimilation, que l'organisme est impuissant à rejeter au dehors, sans cependant, par une médication altérante, frapper les principes essentiels au maintien de l'intégrité des organes.

Notre procédé comporte deux éléments de traitement d'une inégale importance, mais dont il faut tenir compte : d'abord la chaleur ; il résulte, en effet, du tableau que nous avons tracé, que si la vapeur d'eau nous sert de vecteur, en même temps elle élève la température de l'espace confiné dans lequel est contenu le malade. Or, Trousseau et Pidoux disent dans leur *Thérapeutique* : « En favorisant la tendance vers la peau, les sudorifiques présentent à chaque instant le sang et les produits morbides qu'il contient au plus vaste émonctoire de l'économie, et à chaque instant un peu de la cause morbifique est éliminé. » Mais l'action produite par l'activité des fonctions de la peau n'est pas la partie la plus importante de ces bains ; nous avons en effet reçu de nos confrères un grand nombre de malades qui n'avaient recueilli aucun soulagement d'un long traitement par les bains de vapeur simples et qui ont été soulagés ou guéris par nos bains térébenthinés. Le point essentiel de notre traitement, c'est l'introduction dans l'économie d'une quantité de térébenthine qui va parfois jusqu'à la saturation, quantité que l'on ne pourrait le plus souvent employer sans détriment, en se servant des voies digestives ou des frictions simples sur la peau.

La térébenthine introduite ainsi dans le sang y rencontre ces résidus, or la formule de la térébenthine est $C^{10} H^{16}$; ces deux corps simples ont peut-être une action comburante sur certains résidus, en tous cas l'observation clinique montre que l'usage de la térébenthine fait disparaître l'acide urique libre dans l'urine, active singulièrement la convalescence de la goutte, fait même avorter des accès imminents, chez des individus qui étaient exposés à des atteintes périodiques de cette maladie. Ce médicament est un puissant adjuvant pour les organismes qui ont subi l'empreinte de la diathèse arthritique. Pour les cas où un surplus de matériaux aura été introduit par une alimentation exagérée, la térébenthine favorisera l'expulsion de ces matériaux inutiles. Enfin lorsque des habitudes sédentaires, des travaux de l'esprit écarteront les individus prédisposés de l'exercice nécessaire pour amener une dépense salutaire, notre traitement préviendra et même fera disparaître des accidents qui peuvent à la longue amener de cruelles infirmités.

Enfin, il est une action de la térébenthine que je ne dois pas passer sous silence, je veux parler de son action sur les muqueuses; ce sont les sécrétions cutanées, urinaires et pulmonaires qui sont chargées d'expulser la térébenthine introduite dans l'organisme. En effet, comme nous passons nos journées entières dans une atmosphère saturée d'essence de térébenthine, nous avons souvent constaté et fait constater par des confrères que notre sueur et notre haleine présentaient l'odeur caractéristique qui s'échappe des urines de nos clients. Or, nous avons pu à diverses reprises observer que la térébenthine produisait sur les muqueuses une action aussi heureuse que son isomère le copahu.

Nous pouvons nous tromper dans l'interprétation des phénomènes et, sur ce point, nous sommes prêts à accepter une contradiction, mais il nous semble que c'est ainsi que peuvent s'expliquer les effets thérapeutiques obtenus par notre traitement, effets qui doivent être attribués à la disparition des résidus. Ce qui était corps inutile, dangereux, ce que l'économie tendait par tous les moyens possibles à expulser, ce qu'elle ne conservait qu'à son grand détriment devient utilisable; aussi nous n'hésitons pas à dire que non-seulement notre traitement est inoffensif, mais qu'il est réparateur; nous n'employons pas un principe qui à la manière des antidotes va neutraliser les propriétés toxiques d'un autre corps, ce n'est pas non plus un altérant qui va détruire de toutes pièces une substance surabondante, par conséquent nuisible, c'est un adjuvant qui vient seconder la nature, compléter et parfaire son œuvre, et qui laisse sur son passage, non pas des ruines souvent irréparables, mais un surplus de matériaux transformés et utilisables; c'est ainsi que nous pouvons justifier ce mot de traitement tonique que nous avons écrit plus haut. En cherchant à démontrer la parfaite innocuité de ce traitement, ses heureux effets sur la constitution, nous ne pensons pas avoir cédé à un enthousiasme intéressé. Nous avons voulu éclairer nos confrères sur un traitement nouveau et surtout détruire les erreurs que l'emploi de la vapeur pourrait faire concevoir. Du reste, il n'est rien de plus éloquent que des faits : nous allons retracer rapidement quelques observations recueillies par nous, et choisies parmi celles qui ont inspiré les pages précédentes.

RHUMATISME CHRONIQUE. — ARTHRITE DU GENOU EXPULSION D'UN CALCUL

M. N...., âgé de cinquante-sept ans, d'une constitution robuste, n'a jamais eu de rhumatisme articulaire aigu, ni de gravelle. Cependant son fils a éprouvé dans sa première enfance un accès violent de rhumatisme articulaire aigu. M. N. pendant longtemps n'avait ressenti que des douleurs vagues, erratiques, qui cependant se manifestèrent de préférence dans le genou droit et amenèrent progressivement une gêne assez considérable pour que M. N. dût renoncer aux exercices prolongés. Depuis six ans il ne chasse plus, la station verticale n'est possible qu'avec le secours d'un appui, parfois en marchant il est arrêté brusquement par une douleur aiguë. L'articulation a légèrement augmenté de volume; en la faisant mouvoir on perçoit, même à distance, des craquements. M. N. a, en vain, eu recours à divers traitements, il a essayé chaque année d'une station thermale différente.

Nous donnons un bain tous les deux jours; après le quinzième bain M. N. peut chasser pendant six heures, la marche n'est plus accompagnée de fatigue et désormais il peut se passer de canne; les craquements persistent encore, bien qu'affaiblis. Désirant consolider cette amélioration obtenue, M. N. continue encore à prendre des bains, et au dix-neuvième bain, deux heures après, il fut atteint de coliques violentes accompagnées de vomissements, qui firent penser d'abord à une simple perturbation de la digestion. Mais une hématurie abondante vint bientôt éclairer le diagnostic; M. Marotte, son médecin, diagnostiqua une colique néphrétique, bien que jamais ce malade n'ait rendu ni sables ni graviers. Ce symptôme se reproduisit encore à deux reprises différentes; pendant huit jours M. N. éprouva un violent accès de névralgie viscérale qui revenait à heure fixe, une fois pendant le jour et une fois pendant la nuit. On prit soin de filtrer attentivement les urines et enfin on put recueillir un petit gravier, de la grosseur d'une lentille, à bords irrégulièrement déchiquetés. Depuis M. N. n'a pas repris ses bains, il a fait une cure à Vittel qui l'a un peu fatigué, mais il n'a plus rendu, même après sa cure de Vittel, ni sables, ni graviers.

Il est probable que ce gravier qui a été expulsé était enchatonné dans le rein; la térébenthine l'a attaqué, ainsi que le prouvent les irrégularités que j'ai signalées sur les bords; lorsque ce calcul s'est engagé dans les uretères il a dû déchirer la muqueuse et produire les trois hématuries, accidents, du reste, plus effrayants qu'ils ne sont dangereux; ces plaies de la muqueuse, se trouvant à l'abri du contact de l'air, se cicatrisent très-rapidement, sans amener pour le malade la plus légère aggravation de mal. Cette action de la térébenthine est utilisée à Vittel même; M. le docteur Bouloumié ordonne à ses malades des frictions d'essence de térébenthine. Enfin, sans trop vouloir prouver, je ferai remarquer que M. N. n'a éprouvé aucune fatigue à la suite de son traitement térébenthiné, tandis qu'il en a ressenti après l'usage de l'eau de Vittel; l'expulsion du gravier a été obtenue par le traitement térébenthiné, il est probable qu'il ne subsistait plus de dépôt organisé ni dans le rein ni dans la vessie puisque l'eau de Vittel n'a pas provoqué de nouvelle expulsion.

RHUMATISME CHRONIQUE. — COLIQUE NÉPHRÉTIQUE.

DYSMÉNORRHÉE.

Mlle N., âgée de 30 ans, n'a jamais eu de rhumatisme articulaire aigu ; elle a éprouvé souvent des douleurs vagues et passagères, que de légères précautions faisaient disparaître facilement. Au mois de septembre 1875, elle fut prise, deux jours avant son époque, de douleurs très-violentes que son médecin qualifia de coliques néphrétiques. Les douleurs persistèrent pendant les règles et quatre jours après l'époque. Au mois d'octobre, le même accès se déclara dans les mêmes conditions avec une grande violence ; enfin lorsqu'elle vint me consulter, le 23 novembre, elle n'avait quitté le lit que depuis la veille. Elle était, depuis le 10, en proie à un accès de coliques néphrétiques pour lequel un traitement avait été institué ; cependant on n'avait pas pris la précaution de filtrer les urines, de sorte qu'il était impossible de savoir si un calcul avait été expulsé.

Le 25 novembre, je suspends tout autre traitement et je donne un bain de térébenthine que je répète les jours suivants ; après le troisième je laisse un jour de repos, également après le sixième ; Mlle N. prend en tout huit bains. L'époque de décembre se présente sans le moindre caractère pathologique et je suis informé que, depuis ce moment, quatre périodes de règles se sont présentées sans amener le moindre accès de coliques néphrétiques.

Pour cette observation, je suis obligé d'accepter sans vérification le diagnostic porté par mon confrère; je n'ai aucune raison de penser que ce n'était qu'un accès de simple dysménorrhée. Cependant je dois dire que j'ai eu bien souvent l'occasion de constater l'action emménagogue de la térébenthine qu'Hippocrate a signalée; chez la plupart de mes clientes, qui ont suivi un traitement de quelque durée, les règles apparaissaient le plus souvent avec une avance de deux ou trois jours; enfin chez une d'entre elles, qui commençait à ressentir les premiers symptômes de la ménopause et chez laquelle les règles apparaissaient tous les quinze jours, parfois avec les caractères de la perte, la fonction fut régularisée; pendant les deux mois où elle resta sous l'influence de la térébenthine, elle ne fut obligée d'interrompre son traitement qu'à deux reprises, le flux menstruel ayant reparu à des époques normales, sans douleur et sans exagération.

J'ai donné des soins, au mois d'octobre 1874, à une jeune fille de 20 ans qui était arrivée depuis peu de temps à Paris. Jusqu'à ce moment la menstruation avait été des plus régulières; le jour où elle me fut adressée, toutes les articulations étaient envahies par des douleurs violentes, le pouls était normal, mais les règles avaient un retard de quinze jours. Après le neuvième bain quotidien, les douleurs avaient disparu, les règles apparurent et, après cette période, la malade vint me revoir pour m'affirmer sa guérison. On pourrait, je crois, expliquer ces accidents qui ont accompagné une suppression des règles, par les modifications qui se produisent, pendant cette période, dans les phénomènes chimiques de l'hématose.

GRAVELLE ACCIDENTELLE.

Ces accidents de gravelle peuvent être temporaires et, avec des prédispositions diathésiques, se manifester sous l'influence de certains écarts de régime alimentaire. Un de nos clients, M. D..., n'avait jamais eu de rhumatisme franc, il est d'une excellente santé habituelle, mène une vie très-active. A la suite d'un déplacement de chasse pendant lequel il avait absorbé beaucoup de vin de Bourgogne, sans préjudice d'eau-de-vie et de liqueurs alcooliques, il fut atteint dans la région lombaire d'une douleur permanente au niveau du rein; son urine n'avait encore présenté aucune modification, seule la muqueuse urétrale sécrétait un très-léger suintement muco-purulent, que M. D... attribuait à des blennorrhées anciennes, mais ces derniers accidents remontaient à une date très-éloignée, ils avaient été parfaitement guéris, et je pensais que c'était plutôt l'indice d'un trouble dans les fonctions urinaires, surtout à cause de la coïncidence des douleurs lombaires. En effet, dès le quatrième bain, je pus recueillir dans l'urine expulsée pendant la nuit trois centigrammes d'acide urique qui s'étaient déposés au fond du vase. Cette quantité fut un peu dépassée vers le huitième bain, et persista pendant quinze jours, pendant lesquels M. D... prit treize bains. Malgré une observation très-attentive, car ce sable avait beaucoup inquiété mon malade, ce dépôt ne fut plus constaté dans l'urine après le treizième bain, il se crut parfaitement à l'abri de toute récidive et en profita pour recommencer à ingérer du vin de Bourgogne, si bien que le sable reparut avec les mêmes caractères. Un nouveau traitement de dix bains fut suffisant pour les faire disparaître.

Je ne pense pas que la sudation minime produite pendant l'opération soit suffisante pour expliquer ces effets thérapeutiques. Du reste, la persistance de l'acide urique, pendant les premiers jours du traitement, suffit pour démontrer qu'on ne doit pas s'arrêter à cette hypothèse. Nous produisons sans doute une légère augmentation de chaleur, puisque la température du milieu dans lequel est plongé le malade est de 45 degrés, mais cette augmentation est trop minime pour produire une expulsion par la sueur de principes morbides. Enfin, nous avons soigné et guéri des malades qui avaient en vain essayé des bains d'étuve sèche à la température de 70 degrés.

RHUMATISME DE LA PEAU.

Parfois nous joignons à l'absorption du médicament l'action irritante de térébenthine sur la peau. Il nous suffit pour cela d'augmenter de dix grammes la dose du médicament employé, et, sans dépasser 45 degrés, de précipiter la marche de l'opération. Nous avons eu à nous féliciter de cette manœuvre chez M. S..., âgé de trente-huit ans, qui était atteint depuis trois ans d'un rhumatisme chronique, avec périodes d'exacerbation; les douleurs étaient localisées à l'enveloppe cutanée; à la suite du moindre froid et surtout du froid humide, des douleurs revenaient sous forme d'accès, et l'obligeaient à interrompre toute occupation et à garder le lit. Pendant les accès, le simple contact du drap de lit causait des douleurs intolérables. On essaya en vain des calmants, des onctions et des pommades; je ne parle pas du traitement interne, parce que le malade était entre les mains d'un médecin homœopathe. C'est pendant une de ces crises que M. S... s'adressa à moi, le 25 octobre 1874.

Après six bains, les douleurs étaient éteintes au point de permettre à M. S... de chasser sans inconvénient, par un temps de brouillard et de pluie. Après un traitement de douze bains, M. S... fut complétement guéri.

Pendant une période de vingt mois, à deux reprises, M. S... eut des craintes de rechute : mais il a suffi, une première fois, de trois bains; à la seconde, de deux bains, pour faire disparaître toute menace de récidive.

Ces effets sont obtenus sans qu'il se produise la moindre fatigue; si, pendant les deux ou trois premiers bains, nous observons parfois, chez les personnes très-occupées, un peu de lassitude, ce n'est que pendant les premiers bains, et cette sensation disparaît bien vite pour être remplacée au contraire par un bien-être que ne produisent pas les bains suivis d'abondantes sueurs.

Nous n'avons pas jugé à propos de faire suivre nos bains de la douche froide, dont on use souvent. En employant ce procédé, on cherche à provoquer une réaction immédiate, mais nous priverions nos malades du médicament, qu'ils absorbent pendant l'enveloppement dans le maillot; du reste, la température de nos bains n'est pas assez élevée pour rendre la douche indispensable.

C'est aussi à la température modérée que nous employons et à la position de la tête hors de la boîte, que nous attribuons l'absence complète de congestion céphalique chez nos malades, comme le démontrera l'observation suivante.

IRITIS RHUMATISMALE. — IRIDECTOMIE, PERSISTANCE DE DOULEURS RHUMATISMALES GÉNÉRALISÉES.

Notre savant confrère, M. le docteur Giraud-Teulon, nous a adressé une dame qui appartient à une famille de rhumatisants : un de ses frères est en traitement, depuis plusieurs mois, pour un asthme accompagné de catarrhe pulmonaire; un autre est sujet à de violentes attaques de goutte. Madame R... a subi l'opération de l'iridectomie qui a parfaitement réussi, mais il lui reste des douleurs dans les sourcils, dans la mâchoire et dans la région lombaire. Elle vient prendre son premier bain le 3 avril 1876. Jusqu'après le troisième bain, les douleurs se manifestent encore dans les régions indiquées plus haut; à partir de ce moment elles sont moins persistantes, le sommeil n'est plus troublé par des crises qui revenaient presque chaque nuit.

Le jour où madame R... se présente pour prendre son cinquième bain, et avant le bain, nous observons ce que la malade, du reste, a remarqué à son réveil, que la conjonctive de l'œil opéré présente tous les phénomènes d'une congestion très-appréciable. Après le bain, cette congestion a sensiblement diminué, et M. Giraud-Teulon constate, après dix bains, que non-seulement les douleurs ont presque disparu, mais que l'œil est moins congestionné et que l'état général de la malade s'est amélioré.

Ce dernier effet, du reste, est souvent un symptôme très-appréciable qui suffirait, suivant nous, pour faire préférer notre traitement à celui des alcalins. Souvent les douleurs sont très-vagues, le récit du malade peut ne pas avoir une précision absolue; on s'habitue à son mal, et parfois on convient difficilement de l'amélioration; mais du moins le médecin peut constater *de visu* les effets produits sur la constitution.

RHUMATISME CHRONIQUE. — DOULEURS SCIATIQUES.

M. le docteur Moissenet nous avait confié un de ses clients, âgé de soixante ans, qui se plaignait, depuis cinq ans, de douleurs passagères et de raideur permanente dans l'articulation lombaire.

Depuis huit mois, cette douleur s'était étendue à l'articulation coxo-fémorale, avec irradiation dans la partie postérieure de la cuisse droite, dans la direction du nerf sciatique. Il faut noter cependant que cette douleur se faisait sentir surtout dans la masse musculaire, et qu'elle s'arrêtait au tiers inférieur de la cuisse. Sans doute les caractères classiques de la névralgie sciatique étaient un peu obscurs; mais il faut remarquer que ce client était très-affecté de son état; son appétit avait sensiblement diminué, ses nuits étaient très-agitées, son sommeil souvent interrompu, et lorsqu'on lui demandait de désigner avec le doigt le trajet de la douleur, il pressait avec la main toute la partie postérieure de la cuisse.

Malgré des conditions atmosphériques détestables, vers le dixième bain, les mouvements de la jambe ne produisaient plus aucune douleur ni dans l'articulation, ni dans la cuisse. Déjà à ce moment l'état général du malade est amélioré, les forces sont relevées, l'aspect extérieur est meilleur; enfin, après dix-huit bains, les douleurs lombaires ont diminué sans disparaître complétement, mais les effets reconstituants du traitement ont encore augmenté; il ne se plaint plus de raideur dans la cuisse.

Si chez ce dernier malade le bénéfice obtenu ne peut être évalué rigoureusement, il n'en est pas toujours ainsi; témoin l'observation suivante.

TRAUMATISME, MANIFESTATIONS RHUMATISMALES ANCIENNES, ASTHME.

M. le professeur Lasègue a bien voulu nous confier madame B..., qui est fille d'asthmatique, et chez laquelle la respiration est toujours gênée par une sécrétion bronchique abondante. Cette condition de la muqueuse l'expose à des bronchites incessantes, et nécessite les précautions les plus minutieuses. Il y a quelques mois, madame B... a fait une chute sur l'épaule; depuis ce moment les mouvements de l'articulation contusionnée sont restés limités, douloureux; il persiste même un épanchement extra-articulaire. Nous avons eu souvent l'occasion d'observer des manifestations rhumatismales, à la suite d'un traumatisme même léger, chez des sujets qui jusqu'alors avaient été exempts de toute manifestation arthritique. C'est ainsi que des fractures dans la continuité des os, des blessures de guerre qui n'ont laissé aucune trace, peuvent être en quelque sorte la porte d'entrée du rhumatisme. Il n'en est pas de même pour madame B... qui est d'origine arthritique; mais cette contusion peut avoir provoqué dans l'épaule une manifestation rhumatismale.

Cependant au début du traitement nous avons fait les

réserves qu'inspirait l'origine de la maladie, et surtout nous avons insisté sur la nécessité probable d'un long traitement pour arriver à la résorption totale de l'épanchement produit par le traumatisme. Dès le sixième bain, les poumons étaient dégagés en partie de leur sécrétion catarrhale, et madame B..., désirant augmenter cette heureuse influence qu'avait eue la térébenthine au point de vue de la respiration, continua le traitement, même sans espérer une amélioration dans l'état de son épaule; à ce moment, les progrès étaient peu sensibles; après une première période, pendant laquelle madame B... a pris dix-huit bains, la sécrétion pulmonaire a diminué, la respiration est devenue facile et les mouvements de l'épaule sont moins douloureux et plus étendus. L'état général aussi a subi une heureuse influence de ce traitement.

Quelle est notre conclusion? Notre but n'est pas de prétendre que ce traitement par la térébenthine s'applique, avec une efficacité toujours infaillible, à toutes les formes de rhumatisme. Sur quelques malades, en effet, nous n'avons produit qu'une légère amélioration. Est-il, du reste, une médication qui ne compte aucun insuccès? Soit que le diagnostic ait été erroné, soit que la patience de certains malades se soit lassée en attendant une guérison trop lente à venir, nous avons éprouvé parfois un échec, lorsque nous avions espéré un succès. Cependant, nous ne craignons pas de l'affirmer, c'est l'exception, et le plus souvent l'action de notre traitement a été, sinon absolument curative, du moins des plus heureuses. Nous n'avons pas voulu non plus frapper d'un anathème absolu la médication alcaline; quelquefois elle nous a secondé. Mais nous pensons qu'il est encore nécessaire de répéter, avec les illustres maîtres que nous avons cités, l'axiome : *Ubi medicamentum venenum.* On étonnerait beaucoup de gens du monde, en leur disant qu'il n'est pas indifférent à leur santé de boire au repas de l'eau de Vichy ou de Vals, au lieu de se contenter de l'eau de la Seine, tandis que si nous pensions que la médication parfois excitante de la térébenthine pût être nuisible, comme nous présidons en personne à tous nos bains, nous nous ferions scrupule de les appliquer à ceux qui, sans autre autorité médicale, viendraient nous les demander ; et cependant nous n'avons jamais constaté, même après un long usage, ces affaiblissements, cette cachexie que produit la médication alcaline, ni la fatigue extrême produite par les bains en étuve sèche.

FIN

7895 — PARIS. — IMPRIMERIE DE E. MARTINET, RUE MIGNON, 2

1re Série, N° 61. 10 Avril 1876.

BULLETIN MENSUEL DES NOUVELLES PUBLICATIONS

DE LA

LIBRAIRIE J.-B. BAILLIÈRE ET FILS

19, rue Hautefeuille, près le boulevard Saint-Germain, à Paris.

ATLAS D'OPHTHALMOSCOPIE ET DE CÉRÉBROSCOPIE

MONTRANT

CHEZ L'HOMME ET CHEZ LES ANIMAUX

LES LÉSIONS DU NERF OPTIQUE, DE LA RÉTINE ET DE LA CHOROÏDE

PRODUITES

Par les maladies du cerveau, par les maladies de la moelle épinière
Et par les maladies constitutionnelles et humorales

Par E. BOUCHUT

Médecin de l'hôpital des Enfants-Malades, professeur agrégé de la Faculté de médecine de Paris

1 vol. in-4 de VIII-148 pages, avec 14 planches en chromolithographie, comprenant 137 figures et 19 figures intercalées dans le texte. — Cartonné. 35 fr.

Montrer qu'il existe au fond de l'œil des lésions du nerf optique, de la rétine et de la choroïde visibles à l'ophthalmoscope et qui correspondent aux maladies des méninges, du cerveau, de la moelle épinière, à certaines altérations du sang ou avec la cessation de la vie, tel est le but de cette publication.

On y trouvera cent trente-sept figures coloriées représentant les principaux types des images ophthalmoscopiques à utiliser en médecine, et de plus, dans le texte, un certain nombre de figures relatives à l'histoire de ces différentes lésions.

De pareils faits placent l'ophthalmoscopie au premier rang des méthodes d'exploration à employer par le médecin, et l'on peut dire sans exagération qu'elle est, pour les maladies du cerveau et de la moelle épinière, ce que la percussion et l'auscultation sont pour les maladies de la poitrine.

Par elle il est désormais possible de voir dans l'œil ce qui se passe dans le cerveau : ce sera pour le diagnostic des maladies nerveuses un progrès considérable. (*Extrait de la préface de l'auteur.*)

ENVOI FRANCO CONTRE UN MANDAT SUR LA POSTE.

LEÇONS
SUR LA CHALEUR ANIMALE
SUR LES EFFETS DE LA CHALEUR ET SUR LA FIÈVRE

Par M. CLAUDE BERNARD
Membre de l'Institut de France et de l'Académie de médecine, professeur de médecine au Collége de France.

1 vol. in-8 de 469 pages, avec figures. — 7 fr.

MÉMOIRE
SUR LE DÉVELOPPEMENT EMBRYOGÉNIQUE
DES HIRUDINÉES

Par Charles ROBIN
Membre de l'Institut, professeur à la Faculté de médecine de Paris, etc.

In-4 de 472 pages, avec 19 planches. — 20 fr.

TRAITÉ ÉLÉMENTAIRE
D'ENTOMOLOGIE

COMPRENANT L'HISTOIRE DES ESPÈCES UTILES ET DE LEURS PRODUITS
DES ESPÈCES NUISIBLES ET DES MOYENS DE LES DÉTRUIRE
L'ÉTUDE DES MÉTAMORPHOSES ET DES MŒURS, LES PROCÉDÉS DE CHASSE ET DE CONSERVATION

Par Maurice GIRARD
Docteur ès sciences naturelles, ancien président de la Société entomologique

Tome I, in-8 de 840 pages, avec atlas de 60 planches; et tome II, 1re partie, in-8 de 576 pages, avec atlas de 8 planches. Fig. noires, 40 fr. — Fig. coloriées, 78 fr.

Le tome II, 1re partie, séparément : Fig. noires, 10 fr. — Fig. coloriées, 16 fr.

LOUISE LATEAU
RAPPORT MÉDICAL
SUR LA STIGMATISÉE DE BOIS-D'HAINE

FAIT A L'ACADÉMIE ROYALE DE MÉDECINE DE BELGIQUE AU NOM D'UNE COMMISSION

Par le docteur WARLOMONT
Membre titulaire.

1875, 1 vol. in-8 de 194 pages. — 4 francs.

ENVOI FRANCO CONTRE UN MANDAT SUR LA POSTE.

CLINIQUE CHIRURGICALE
DE L'HOPITAL DE LA CHARITÉ

Par L. GOSSELIN

PROFESSEUR DE CLINIQUE CHIRURGICALE A LA FACULTÉ DE MÉDECINE DE PARIS
CHIRURGIEN DE L'HÔPITAL DE LA CHARITÉ ET DE L'HÔPITAL DE ROTHSCHILD
MEMBRE DE L'INSTITUT (ACADÉMIE DES SCIENCES) ET DE L'ACADÉMIE DE MÉDECINE

Deuxième édition.

2 vol. in-8 de 700 pages chacun avec figures. — 24 fr.

CHIRURGIE JOURNALIÈRE
DES HOPITAUX DE PARIS

Répertoire de thérapeutique chirurgicale

Par le Dr P. GILLETTE

Chirurgien des Hôpitaux, ancien prosecteur de la Faculté de médecine de Paris.

Paris, 1876, gr. in-8 de 199 pages avec figures. Prix : 4 fr.

Observations de clinique chirurgicale, par le docteur F. GROSS, professeur agrégé et chef de clinique à la Faculté de médecine de Nancy. In-8 de 85 pages. 2 fr. 50

De la compression de l'aorte, dans les hémorrhagies graves après l'accouchement, par le docteur Léon GROS. In-8 de 40 pages. 1 fr. 25

Maladies des voies respiratoires et de la stérilité, par C. BECKENSTEINER, tome III, 5e livraison. In-8 de 73 pages. 2 fr. 50

Contributions à l'hygiène des cuirassés, par le Docteur P.-M.-V. BOUREL-RONCIÈRE, médecin principal de l'escadre d'évolutions. Mémoire ayant obtenu le prix de médecine navale. Paris, 1875, 1 vol. in-8 de 224 pages, avec figures. 4 fr.

Nouveau mode d'inhumation dans les cimetières, par Alph. DEVERGIE, membre de l'Académie de médecine. 1875, in-8, 12 p. avec 1 pl. lith. 1 fr. 50

Altération, corruption et assainissement des rivières, par M. A. GÉRARDIN, docteur ès sciences, agrégé de l'Université. Paris, 1875, in-8, 70 p. 2 fr.

Assainissement de la Seine, par M. DURAND-CLAYE, ingénieur des ponts et chaussées. Paris, 1875, 1 vol. in-8 de 53 pages, avec 1 carte coloriée. 2 fr.

De l'hygiène publique et de la chirurgie en Italie. Compte rendu adressé à M. le ministre de l'instruction publique, par le Docteur Gabriel MILLOT, chargé par le gouvernement d'une mission scientifique. 1re Partie : de l'hygiène publique en Italie. Paris, 1876, 1 vol. in-8 de 180 pages. 4 fr. 50

De la mort de Socrate par la ciguë, ou recherches botaniques, philologiques, historiques, physiologiques et thérapeutiques sur cette plante, par le docteur IMBERT-GOURBEYRE, professeur à l'École de médecine de Clermont-Ferrand. Paris, 1875. in-8° de 157 pages. 3 fr.

Étude sur la structure et les produits du camphrier de Bornéo, ou dryobalanops aromatica, par le Dr Paul MAISONNEUVE. 1875, in-8, 68 p. avec 1 pl. 2 fr.

Essai de thérapeutique positive basée sur l'examen de l'urine et des produits morbides, par le docteur CONAN. 1875, in-8 de 198 pages, avec 1 pl. 3 fr. 50

Programmes des questions auxquelles les candidats ont à répondre dans les concours pour les différents grades et emplois du corps de santé de la marine, publiés par ordre du ministre de la marine et des colonies. Paris, 1876, in-8° de 112 pages. 2 fr. 50

ENVOI FRANCO CONTRE UN MANDAT SUR LA POSTE.

LE CLIMAT DE L'ITALIE
ET DES STATIONS DU MIDI DE L'EUROPE
SOUS LE RAPPORT HYGIÉNIQUE ET MÉDICALE

Par le Dr Éd. CARRIÈRE

Médecin de Monseigneur le comte de Chambord

Deuxième édition, augmentée

1876, 1 volume in-8 de 640 pages.............. 9 fr.

LA VIE ET SES ATTRIBUTS
DANS LEURS RAPPORTS AVEC LA PHILOSOPHIE
L'HISTOIRE NATURELLE ET LA MÉDECINE

Par le docteur E. BOUCHUT

Professeur agrégé à la Faculté de médecine de Paris

DEUXIÈME ÉDITION

1 vol. in-18 jésus de 450 pages....... 4 fr. 50

MÉCANISME
DE LA PHYSIONOMIE HUMAINE
OU ANALYSE ÉLECTRO-PHYSIOLOGIQUE DE L'EXPRESSION DES PASSIONS

PUBLIÉ EN TROIS ÉDITIONS :

1° *Édition grand in-octavo* formant 1 vol. de 264 pages, avec 9 planches représentant 144 figures photographiées. *Deuxième édition.* 20 fr.

2° *Edition de luxe* formant 1 vol. grand in-8, avec atlas composé de 74 planches photographiées et de 9 planches représentant 144 fig. *Deuxième édition.* Cart. 68 fr.

3° *Grande édition* in-folio, dont il ne reste que 2 exemplaires, formant 84 pages de texte in-folio à 2 colonnes et 84 planches, tirées d'après les clichés primitifs, dont 74 sur plaques normales et représentant l'ensemble des expériences électro-physiologiques. 200 fr.

DICTIONNAIRE
DE MÉDECINE, DE CHIRURGIE ET D'HYGIÈNE
VÉTÉRINAIRES

ILLUSTRÉ DE PLUS DE 1500 FIGURES INTERCALÉES DANS LE TEXTE

Par L.-H.-J. HURTREL D'ARBOVAL

ÉDITION ENTIÈREMENT REFONDUE

ET AUGMENTÉE DE L'EXPOSÉ DES FAITS NOUVEAUX OBSERVÉS PAR LES PRATICIENS FRANÇAIS ET ÉTRANGERS

Par A. ZUNDEL

Vétérinaire supérieur d'Alsace-Lorraine, secrétaire de la Société vétérinaire d'Alsace, Membre correspondant de la Société centrale de médecine vétérinaire de Paris, etc.

3 vol. gr. in-8 à deux colonnes, avec plus de 1500 figures intercalées dans le texte, et publiés en 6 parties. — 50 fr.

En vente : Le tome I (A-F), 1094 pages, avec 410 figures. Le tome II (G-PA), 972 pages, avec 704 figures.............................. 40 fr.

Le tome III, première partie (PE-RU), 550 pages.......... 10 fr.

(*Sous presse :* Tome III (deuxième partie et fin, sera livrée *gratis*) paraîtra en juillet 1876.

ENVOI FRANCO CONTRE UN MANDAT SUR LA POSTE.

LA CHANCE OU LA DESTINÉE

Par le Docteur P. FOISSAC

Médecin en chef de la maison d'éducation de la Légion d'honneur, lauréat de l'Institut.

Paris, 1876, 1 vol. in-8 de 662 pages. — 7 fr. 50

ÉTUDE SUR UNE FORME DE CIRRHOSE HYPERTROPHIQUE DU FOIE

CIRRHOSE HYPERTROPHIQUE AVEC ICTÈRE CHRONIQUE

Par le docteur VICTOR HANOT

Interne lauréat des hôpitaux.

1876, in-8, 158 pages avec 1 planche. — 4 fr.

LEÇONS CLINIQUES SUR LES MALADIES MENTALES

PROFESSÉES A LA SALPÊTRIÈRE

Par le docteur Auguste VOISIN

Médecin de la Salpêtrière

1876, 1 v. in-8 de 196 pages, avec photographies, pl. lithographiées et figures. — 6 fr.

Sur le traitement des maladies des femmes, au moyen de la méthode du massage, par G. NORSTRÖM, docteur en médecine de Stockolm. Paris, 1876, in-8 de 44 pages. 2 fr. 50

Le Bioscope appliqué à la mesure des fonctions de la sécrétion cutanée, ou de l'état hygrométrique de la peau, par le docteur COLLONGUES. In-8 de 32 pages. 1 fr. 25

Les véritables bons conseils hygiéniques illustrés pour le grand entretien de propreté de la peau du genre humain, et manière dont on doit entretenir ses effets d'habillement et les ustensiles de ménage, par A. CLAISE. Deuxième édition. Boulogne-sur-Mer, 1875. In-18 de 39 pages, avec 5 planches. 1 fr.

Des applications obstétricales de l'électricité, par le Dr A. TRIPIER. 1876, in-8, 16 pages. 1 fr.

Essai d'électrothérapie oculaire. Étude physiologique et emploi de l'électricité dans la thérapeutique des affections des nerfs et des muscles de l'œil, des troubles du corps vitré, des amblyopies sans lésions, des névrites et atrophies du nerf optique, par le Dr A. BOUCHERON, ancien interne des hôpitaux de Paris, ancien chef de clinique ophthalmologique. 1876, in-8, 144 pages. 2 fr. 50

Étude sur la station et les eaux de Moutécatini, Italie (Toscane), par le docteur LABAT, vice-président de la Société d'hydrologie de Paris. Paris, 1876. In-8 de 24 pages. 1 fr. 25

Communication sur l'eau bicarbonatée et silicatée de Ricumiset (Cauterets); effet de cette eau dans les maladies des voies urinaires et dans l'uricémie, son application à l'hygiène, par le docteur GIGOT SUARD, médecin à la station thermale de Cauterets. Paris, 1876, in-8 de 40 pages. 1 fr. 25

Lymphatiques utérins et parallèle entre la lymphangite et la phlébite utérines (suites de couches), par Jacques FIOUPE, docteur en médecine de la Faculté de Paris. Paris, 1876, grand in-8 de 82 pages, avec tracés graphiques, intercalés dans le texte et en lithographie. 2 fr. 50

QUATRE ANNÉES EN OCÉANIE

HISTOIRE NATURELLE DE L'HOMME

ET DES SOCIÉTÉS QU'IL ORGANISE

Mœurs et coutumes de certains papous australiens, anatomie et physiologie du plus arriéré des noirs

Par ANTOINE-ÉDOUARD FOLEY

Ancien élève de l'École Polytechnique. Lieutenant de vaisseau démissionnaire. Docteur-Médecin

1876. 1 vol. in-8 de 370 pages. . . 4 fr.

DU MÊME AUTEUR :

Histoire naturelle de l'homme et des sociétés qu'il organise, des éléments, des plantes et des animaux, des êtres vivants, cosmopolites et de ceux qui ne le sont pas; de l'homme et des trois grandes variétés qu'il a produites en subissant le monde. Paris, 1866, in-8, 300 pages. 3 fr.

ÉLÉMENTS DE BOTANIQUE

COMPRENANT :

L'ANATOMIE, L'ORGANOGRAPHIE, LA PHYSIOLOGIE DES PLANTES, LES FAMILLES NATURELLES ET LA GÉOGRAPHIE BOTANIQUE

Par P. DUCHARTRE

De l'Institut (Académie des sciences), professeur de botanique à la Faculté des sciences de Paris

Deuxième édition revue et corrigée

1re partie. In-8 de 806 pages, avec 530 figures.

(La deuxième partie est payée à l'avance.) Prix : 16 fr.

COURS ÉLÉMENTAIRE DE BOTANIQUE

Par A. BELLYNCK

Professeur au collège Notre-Dame de la Paix, à Namur

Deuxième édition revue et augmentée.

In-8 de 680 pages, avec 900 gravures. Prix : 10 fr.

CONTRIBUTIONS A LA FLORE DE FRANCE

Par Ch. GRENIER

Doyen et professeur de botanique à la Faculté des sciences de Besançon

10 mémoires formant 1 vol. in-8 de 187 pages avec 1 planche. 8 fr. 50

FLORE DE LA CHAINE JURASSIQUE

Par Ch. GRENIER

Doyen et professeur de botanique à la Faculté des sciences de Besançon

Édition complète précédée de la *Revue de la Flore des monts Jura*

3 parties formant 1 vol. in-8 de 1092 pages, cartonné. 12 fr.

Flore de France, ou description des plantes qui croissent naturellement en France, par MM. GRENIER, professeur à la Faculté des sciences de Besançon, et GODRON, professeur à la Faculté des sciences de Nancy. Paris, 1848-1856, 3 volumes in-8 de 2400 pages. 50 fr.

Il reste quelques exemplaires seulement.

ENVOI FRANCO CONTRE UN MANDAT SUR LA POSTE.

CLINIQUE CHIRURGICALE DE L'HOPITAL DE LA CHARITÉ

Par L. GOSSELIN

Professeur de clinique chirurgicale à la Faculté de médecine de Paris,
Chirurgien de l'hôpital de la Charité et de l'hôpital Rothschild,
Membre de l'Académie des sciences et de l'Académie de médecine, commandeur de la Légion d'honneur

2e édition. Paris, 1876, 2 vol. in-8 de chacun 700 pages, avec figures. 24 fr.

ÉLÉMENTS DE CHIRURGIE CLINIQUE

COMPRENANT :

Le Diagnostic chirurgical,
Les Opérations en général, les Méthodes opératoires, l'Hygiène,
Le Traitement des blessés et des opérés

Par FÉLIX GUYON

Chirurgien de l'hôpital Necker, professeur agrégé de la Faculté de médecine.

Paris, 1873, 1 vol. in-8 de XXXVIII-672 pages avec 63 figures....... 12 fr.

ARSENAL DE LA CHIRURGIE CONTEMPORAINE

DESCRIPTION, MODE D'EMPLOI ET APPRÉCIATION

DES APPAREILS ET INSTRUMENTS

EN USAGE

POUR LE DIAGNOSTIC ET LE TRAITEMENT DES MALADIES CHIRURGICALES
L'ORTHOPÉDIE, LA PROTHÈSE, LES OPÉRATIONS SIMPLES
GÉNÉRALES, SPÉCIALES ET OBSTÉTRICALES

PAR

G. GAUJOT
Professeur à l'École d'application de médecine militaire (Val-de-Grâce)
Médecin principal de l'armée.

E. SPILLMANN
Professeur agrégé à l'École d'application de médecine militaire (Val-de-Grâce)
Médecin-major de 1re classe.

Paris, 1872, 2 vol. in-8 avec 1855 figures. — 32 fr.

DE LA TRANSFUSION DU SANG

Par le docteur Louis JULLIEN

Professeur agrégé de la Faculté de médecine de Nancy.

Paris, 1875, 1 volume in-8 de 329 pages. — Prix : 5 fr.

TRAITÉ THÉORIQUE ET PRATIQUE

DES

MALADIES DE L'OREILLE

ET DES ORGANES DE L'AUDITION

Par J.-P. BONNAFONT

Médecin principal (en retraite) à l'École d'application d'État-major, etc.

DEUXIÈME ÉDITION REVUE ET AUGMENTÉE

Paris, 1873, 1 vol. in-8 de XVI-700 pages, avec 43 figures... 10 fr.

ENVOI FRANCO CONTRE UN MANDAT SUR LA POSTE.

NOUVEAUX ÉLÉMENTS
D'ANATOMIE DESCRIPTIVE ET D'EMBRYOLOGIE

PAR

H. BEAUNIS — Professeur à la Faculté de médecine de Nancy | **BOUCHARD** — Professeur agrégé à la Faculté de médecine de Nancy

Deuxième édition, revue et augmentée.

Paris, 1873, in-8 de 1103 pages, avec 421 figures dessinées d'après nature et intercalées dans le texte. — Cartonné : 18 fr.

Les auteurs ont voulu mettre entre les mains des étudiants et des médecins un livre concis et complet, qui pût tenir sa place sur la table de l'amphithéâtre comme sur le bureau du praticien.

La partie théorique est à la hauteur de la science moderne française.

La partie pratique a été l'objet de soins attentifs. Toujours des dissections sérieuses ont précédé la description.

Écrit en grande partie le scalpel à la main, ce livre peut être lu de même par l'étudiant, auquel il servira de manuel de dissection.

Les figures intercalées dans le texte ont été en majeure partie exécutées sous les yeux des auteurs, d'après leurs préparations, au moyen de la chambre claire.

Quelques figures nouvelles ont été ajoutées à la deuxième édition. Le texte a été soumis à une révision sévère.

NOUVEAUX ÉLÉMENTS
D'ANATOMIE CHIRURGICALE

Par Benjamin ANGER

Chirurgien des hôpitaux, professeur agrégé à la Faculté de médecine, ex-prosecteur de l'amphithéâtre des hôpitaux de Paris.

Paris, 1869, 1 vol. in-8 de 1055 pages, avec 1079 figures, et accompagné d'un Atlas de 12 planches dessinées d'après nature, gravées sur acier et coloriées, et représentant les régions de la tête, du cou, de la poitrine, de l'abdomen, de la fosse iliaque interne, du périnée et du bassin. 40 fr.

— *Séparément*, le texte, 1 vol. in-8. 20 fr.

— *Séparément*, l'atlas, 1 vol. in-4. 25 fr.

ANATOMIE ARTISTIQUE ÉLÉMENTAIRE
DU CORPS HUMAIN

A L'USAGE DES ÉCOLES DE DESSIN, DES COLLÈGES, PENSIONS, ETC.

Par le docteur J. FAU

NOUVELLE ÉDITION

Paris, 1873, in-8, 17 planches avec texte descriptif et explicatif.

Prix : broché, fig. noires, 4 fr. ; figures coloriées, 10 fr.

CLOQUET (J.). **Anatomie de l'homme.** Ouvrage complet, publié en 52 livraisons Paris, 1821, 5 vol. gr. in-folio, avec 300 planches (468 fr.). 80 fr.

LE GENDRE (E.-Q.). **Anatomie chirurgicale homolographique**, ou Description et figures des principales régions du corps humain, représentées de grandeur naturelle et d'après des sections planes, faites sur des cadavres congelés. Paris, 1858, 1 vol. in-folio de 25 planches dessinées et lithographiées par l'auteur, avec un texte descriptif et raisonné. 20 fr.

MASSE. **Traité pratique d'anatomie descriptive**, mis en rapport avec l'Atlas d'anatomie, et lui servant de complément, par le docteur J.-N. MASSE, professeur d'anatomie. Paris, 1858, 1 vol. in-12 de 700 pages, cartonné à l'anglaise. 7 fr.

VELPEAU (A.-A.). **Traité complet d'anatomie chirurgicale et topographique du corps humain**, ou Anatomie considérée dans ses rapports avec la pathologie chirurgicale et la médecine opératoire. Troisième édition, augmentée. Paris, 1837, 2 vol. in-8 et atlas de 17 planches in-folio. 20 fr.

ENVOI FRANCO CONTRE UN MANDAT SUR LA POSTE.

BROCA. **Anatomie pathologique du cancer**, par Paul BROCA, professeur à la Faculté de médecine. Paris, 1852, 1 vol. in-4, avec 1 pl. lithographiée. 3 fr. 50

CHAPPLAIN. **Études et observations sur quelques maladies chirurgicales des articulations**, par le docteur Chapplain, professeur de clinique chirurgicale à l'École préparatoire de médecine de Marseille. In-8, 38 pages. 1 fr. 50

CHÉDEVERGNE. **Des fractures indirectes de la colonne dorso-lombaire**, par le docteur CHÉDEVERGNE, chirurgien de l'Hôtel-Dieu et professeur de l'École de médecine de Poitiers. Paris, 1869, in-4 de 124 pages. 3 fr.

COCTEAU (Th.-C.). **Recherches sur les altérations des artères** à la suite de la ligature, par Th. Cocteau, prosecteur de l'amphithéâtre des hôpitaux. Paris, 1867, in-8, 77 pages. 2 fr.

COOPER (Astley). **Œuvres chirurgicales**, traduit de l'anglais avec des notes par E. Chassaignac et G. Richelot. Paris, 1837, in-8 (14 fr.). 4 fr. 50

CORRE (A.). **La pratique de la chirurgie d'urgence**, par le docteur A. Corre. ex-médecin de 1re classe de la marine. Paris, 1872, 1 vol. in-18 de VIII-216 pages, avec 51 figures. 2 fr.

COURBON (Alf.). **Mémoire sur les abcès de la fosse lombaire**. Paris, 1873, in-8 de 92 pages. 2 fr.

DECHAUX. **Des plaies pénétrantes des articulations**, par le docteur Dechaux (de Montluçon), médecin de l'hôpital et des principales industries de Montluçon, lauréat de l'Institut. Mémoire couronné (médaille d'or) par la Société de médecine et de chirurgie de Toulouse. 1875, gr. in-8 de 121 p. 3 fr. 50

DEMARQUAY. **De la régénération des organes** et des tissus en physiologie et en chirurgie. Paris, 1874. 1 vol. gr. in-8 de VIII-328 pages avec 4 planches contenant 16 figures lithographiées et chromolithographiées. 16 fr.

DENONVILLIERS (C.). **Déterminer les cas qui indiquent l'application du trépan** sur les os du crâne. Paris, 1839, in-4, 82 pages. 1 fr. 50

DUCHAUSSOY. **Anatomie pathologique des étranglements internes** et conséquences pratiques qui en découlent, par A.-P. DUCHAUSSOY, professeur agrégé à la Faculté de médecine de Paris, etc. Paris, 1860, 1 vol. in-4 de 294 pages, avec une planche lithographiée. 5 fr.

DUPUYTREN. **Mémoire sur une nouvelle manière de pratiquer l'opération de la pierre.** Paris, 1836, in-fol. avec 10 planches. 10 fr.

— **Mémoire sur une méthode nouvelle pour traiter les anus accidentels.** Paris, 1828, in-4, 57 p. avec 3 pl. 3 fr.

EHRMANN (J.). **Étude sur l'uranoplastie** dans ses applications aux divisions congénitales de la voûte palatine, par le docteur J. EHRMANN (de Mulhouse). Paris, 1869, in-4 de 104 pages. 3 fr.

— **Note sur la staphylorapbie et de l'uranoplastie** chez les enfants du premier âge, 1870, in-8 de 16 pages. 50 cent.

GERDY. **Traité des bandages, des pansements et de leurs appareils**, par P.-N. GERDY, professeur à la Faculté de médecine de Paris, etc. Paris, 1837-1839. 2 vol. in-8 et atlas de 20 planches in-4. 6 fr.

GOFFRES. **Précis iconographique de bandages, pansements et appareils** par M. le docteur GOFFRES, médecin principal des armées. *Nouveau tirage*. Paris. 1873, in-18 jésus de 596 pages, avec 81 planches, figures noires. Cartonné. 18 fr.

— Le même, figures coloriées. Cartonné. 36 fr.

GOGUEL. **De la résection temporaire des os de la face**, par le docteur Alfred Goguel. Paris, 1875, in-8 de 88 pages. 2 fr.

GOSSELIN (L.). **Recherches sur les kystes synoviaux de la main et du poignet.** Paris, 1852, in-4. 2 fr.

GRIPOUILLEAU. **Le bras artificiel du travailleur**, ou nouveau moyen pratique et économique de remédier à l'ablation du membre supérieur chez les agriculteurs, terrassiers et manouvriers. Paris, 1873, in-18 jésus, 110 pages avec fig. 2 fr.

HANNE (A.). **Essai sur les tumeurs intra-rachidiennes.** Paris, in-8, 85 p. 2 fr

HOUZÉ DE L'AULNOIT. **Recherches sur une tumeur hémato-kystique** de l'extrémité inférieure de la cuisse intéressant l'os et les parties molles. 1872, in-8 de 10 pages, avec 2 planches. 3 fr.

ENVOI FRANCO CONTRE UN MANDAT SUR LA POSTE.

HOUZÉ DE L'AULNOIT. **Note sur les avantages et la description** d'un nouveau procédé opératoire. 1872, in-8 de 7 pages, avec 3 planches coloriées. 3 fr.

— **Chirurgie expérimentale, étude historique et clinique sur les amputations sous-périostées**, et de leur traitement sur l'immobilisation du membre et du moignon. Paris, 1873, 1 vol. in-8 de 150 pages, avec 8 figures en photoglyptie et 4 planches. 6 fr.

— Le même, figures coloriées. 8 fr.

— **Chirurgie expérimentale.** Expériences sur la force élastique des bandes et des tubes en caoutchouc par la méthode des poids. 1875, in-8, 41 pages. 1 fr. 50

JUGURIANO (Nicolas). **Des avantages de l'amputation à la suite des blessures par armes de guerre.** Montpellier, 1872, in-8, 60 pages. 1 fr. 50

JOBERT. **De la réunion en chirurgie**, par le docteur A.-J. Jobert (de Lamballe), professeur à la Faculté de médecine de Paris, chirurgien de l'Hôtel-Dieu, membre de l'Institut (Académie des sciences) et de l'Académie de médecine. Paris, 1864, 1 vol. in-8, avec 7 planches gravées et coloriées. 12 fr.

— **Traité de chirurgie plastique**, par le docteur Jobert (de Lamballe). Paris, 1849, 2 vol. in-8, avec atlas in-folio de 18 planches coloriées. 50 fr.

— **Traité des fistules** vésico-utérines, vésico-utéro-vaginales et recto-vaginales, par le docteur Jobert (de Lamballe). Paris, 1852, in-8 de 420 pages, avec figures intercalées dans le texte. 7 fr. 50

Ouvrage servant de complément au *Traité de chirurgie plastique*.

LARREY. **Mémoire sur l'adénite cervicale** observée dans les hôpitaux militaires, et sur l'extirpation des tumeurs ganglionnaires du cou. Paris, 1852, 1 vol. in-4 de 92 pages. 2 fr.

LEDENTU. **Des anomalies du testicule**, par le docteur A. Ledentu, professeur agrégé de la Faculté de médecine. Paris, 1869, in-8, 168 p. avec fig. 3 fr. 50

LETIÉVANT. **Traité des sections nerveuses.** 1 vol. in-8 de 500 pages avec 80 figures. 8 fr.

MALGAIGNE (J.-F.). **Traité des fractures et des luxations**, par J.-F. Malgaigne. Paris, 1847-1854, 2 vol. in-8 et atlas de 30 pl. in-folio. 45 fr.

— **Traité d'anatomie chirurgicale et de chirurgie expérimentale**, par J.-F. Malgaigne, professeur à la Faculté de médecine de Paris, membre de l'Académie de médecine. 2e édition. Paris, 1859, 2 forts vol. in-8. 18 fr.

— **Essai sur l'histoire et la philosophie de la chirurgie**, par J.-F. Malgaigne. Paris, 1847, 1 vol. in-4 de 35 pages. 1 fr. 50

— **Histoire de la chirurgie** en Occident, depuis le VIe siècle jusqu'au XVIe siècle, et Histoire de la vie et des travaux d'Ambroise Paré. Paris, 1 vol. grand in-8 de 351 pages. 7 fr.

MALLE. **Clinique chirurgicale de l'hôpital militaire de Strasbourg**, par le docteur P. MALLE, professeur à l'hôpital de Strasbourg. 1 vol. in-8, 756 pages. 6 fr.

MARCHAND (A.-H). **Étude sur l'extirpation de l'extrémité inférieure du rectum**, par le docteur A.-H. Marchand, prosecteur à l'amphithéâtre d'anatomie des hôpitaux, professeur agrégé de la Faculté de médecine de Paris. Paris 1873, in-8, 124 pages. 2 fr. 50

— **Des accidents qui peuvent compliquer la réduction des luxations traumatiques**, 1875, 1 vol. in-8 de 149 pages. 3 fr.

MONOD. **Étude comparative des diverses méthodes de l'exérèse**, par Ch. Monod, professeur agrégé de la Faculté de médecine de Paris. 1875, 1 vol. in-8 de 175 pages. 2 fr. 50

— **Étude sur l'angiome** simple sous-cutané circonscrit (nævus vasculaire sous-cutané, angiome lipomateux, angiome lobulé). Paris, 1873, in-8, 87 pages avec 2 planches. 2 fr. 50

NEYRENEUF. **Du traitement des tumeurs sous-cutanées** par l'application de la pâte sulfo-safranée et de l'action de l'acide sulfurique sur la peau. Paris, 1872. In-8 de 84 pages. 2 fr.

5227 — Paris. — Imprimerie de E. MARTINET, rue Mignon, 2.

BULLETIN MENSUEL
DE LA
LIBRAIRIE J.-B. BAILLIÈRE ET FILS
Rue Hautefeuille, 19, à Paris, près du boulevard Saint-Germain.

LEÇONS
SUR
LA PHYSIOLOGIE NORMALE ET PATHOLOGIQUE DU SYSTÈME NERVEUX

Par le Dr POINCARÉ
Professeur adjoint à la Faculté de médecine de Nancy, etc.
3 vol. in-8. — 18 fr.
Séparément le tome III. Paris, 1876, 1 vol. in-8 de 550 pages, avec figures. — 8 fr.

LEÇONS
SUR
LES MALADIES MENTALES
PROFESSÉES A LA SALPÊTRIÈRE

Par le docteur Auguste VOISIN
Médecin de la Salpêtrière
In-8 de 196 pages, avec photographies, planches lithographiées et figures intercalées dans le texte. — 6 francs.

TRAITÉ DES SECTIONS NERVEUSES
PHYSIOLOGIE, PATHOLOGIE, INDICATIONS, PROCÉDÉS OPÉRATOIRES

Par E. LETIÉVANT
Chirurgien en chef de l'Hôtel-Dieu de Lyon,
Chef des travaux anatomiques et professeur de physiologie à l'École de médecine de Lyon.
Paris, 1873. 1 vol. in-8 de XXVIII-548 pages, avec 20 fig. intercalées dans le texte. — 8 fr.

ANATOMIE COMPARÉE DU SYSTÈME NERVEUX
CONSIDÉRÉ DANS SES RAPPORTS AVEC L'INTELLIGENCE,

Par **Fr. LEURET**, médecin de l'hospice de Bicêtre,
et **P. GRATIOLET**, aide-naturaliste au Muséum d'histoire naturelle, professeur à la Faculté des sciences de Paris.
Paris, 1839-1857. Ouvrage complet, 2 vol. in-8, avec atlas in-folio de 32 planches dessinées d'après nature, et gravées avec le plus grand soin. Figures noires : 48 fr.
Le même, Figures coloriées : 96 fr.

ICONOGRAPHIE PHOTOGRAPHIQUE DES CENTRES NERVEUX

Par J. LUYS
Médecin de l'hôpital de la Salpêtrière
Paris, 1873, 2 vol. in-4 comprenant 71 planches photographiques et 68 schémas, et 86 pages de texte descriptif et explicatif. — Cartonné : 150 fr.

Recherches sur le système nerveux cérébro-spinal, sa structure, ses fonctions et ses maladies, par J. LUYS. 1 vol. gr. in-8 de 660 pages, avec un atlas de 40 planches dessinées d'après nature par l'auteur, et lithographiées par LÉVEILLÉ. Fig. noires. 35 fr.
Le même, Fig. color. 70 fr.

Études de physiologie et de pathologie cérébrales des actions réflexes du cerveau dans les conditions normales et morbides de leurs manifestations, par J. LUYS. 1874, in-8, avec 2 planches. 5 fr.

Leçons sur la structure et les maladies du système nerveux, par J. LUYS, recueillies par J. DAVE, interne du service. Paris, 1875, in-8 de 80 pages avec une planche et une annexe. 3 fr.

ENVOI FRANCO CONTRE MANDAT SUR LA POSTE.

OUVRAGES SUR LE SYSTÈME NERVEUX,
LES MALADIES NERVEUSES, LES MALADIES MENTALES, ETC.

ARCHAMBAULT. Note sur la suppression des quartiers de gâteux dans les asiles d'aliénés. Paris, 1853, in-8 de 31 pages. 75 c.

AZAM. De la folie sympathique provoquée ou entretenue par les lésions organiques de l'utérus et de ses annexes. Bordeaux, 1858, in-8 de 52 pages. 1 fr. 25

BACH (J.-A.). De l'anatomie pathologique des différentes espèces de goîtres, du traitement préservatif et curatif. Paris, 1855, in-4 de 130 pages et 1 planche. 2 fr. 50

BAILLARGER (J.) Recherches sur la structure de la couche corticale des circonvolutions du cerveau. Paris, 1840, in-4 de 42 pages avec 2 planches lithographiées. 1 fr. 50 c.

— Des hallucinations. Des causes qui les produisent, et des maladies qu'elles caractérisent. Paris, 1846, in-4 de 245 pages. 5 fr.

BARADUC. Etudes théoriques et pratiques des affections nerveuses. Paris, 1850, in-8 de 292 pages. 4 fr. 50 c.

BARBASTE. De l'homicide et de l'anthropophagie. Paris, 1856, in-8 de 584 pag. 7 fr. 50

BAZIN. Du système nerveux, de la vie animale et de la vie végétative. Paris, 1841, in-4, avec 6 planches. *Au lieu de* 8 fr. 3 fr.

BERGERET (L.-F.-E.). De l'abus des boissons alcooliques, dangers et inconvénients pour les individus, la famille et la société. Moyens de modérer les ravages de l'ivrognerie. Paris, 1870, In-12 de VIII-380 pages. 3 fr.

BELL (Ch.). The Anatomy of the Brain. London, 1802, in-4, avec 12 pl. coloriées. 10 fr.

BERNARD (Cl.). Leçons sur la physiologie et la pathologie du système nerveux. Paris, 1858, 2 vol. in-8, avec figures. 14 fr.

BERTRAND. Traité du suicide. In-8. 5 fr.

BESNARD. Réflexions critiques sur l'ouvrage de M. Broussais : De l'irritation et de la folie. Paris, 1829, in-8, 52 p. 1 fr.

— L'entendement humain mis à découvert. Paris, 1820, in-12. 1 fr. 50 c.

— Doctrine de M. Gall, son orthodoxie philosophique. Paris, 1831, in-8, 336 p. 2 fr.

BILLET (L.). Contributions à l'étude des névroses extraordinaires. 1874, in-8 de 76 p. 2 fr.

BLANCHE. Du danger des rigueurs corporelles dans le traitement de la folie. 1839, in-8. 1 fr.

BOUCHUT. Du nervosisme et des maladies nerveuses. 2e édition. Paris, 1876, in-8 de 360 pages. 5 fr.

BOUILLAUD. De la congestion cérébrale apoplectiforme dans ses rapports avec l'épilepsie. Paris, 1861, in-8, 53 pages. 2 fr.

BRACHET. Recherches expérimentales sur les fonctions du système nerveux ganglionnaire, et sur leur application à la pathologie. *Deuxième édition*. Paris, 1837, in-8. (7 fr.) 3 fr.

BRIERRE DE BOISMONT (A.). Du délire aigu observé dans les établissements d'aliénés Paris, 1845, in-4. 3 fr. 50 ce

— De l'emploi des bains prolongés et des irrigations continues dans le traitement des formes aiguës de la folie, et en particulier de la manie. Paris, 1847, in-4 de 62 pages. 1 fr. 50 c.

— Études médico-légales sur la perversion des facultés morales et affectives dans la périod. prodromique de la paralysie générale. Paris, 1860, in-8 de 28 pages. 1 fr.

BROUSSAIS. Cours de phrénologie. Paris, 1836, in-8 de 850 pages. *Au lieu de* 9 fr. 4 fr. 50 c.

BROWN-SÉQUARD (E.). Propriétés et fonctions de la moelle épinière. Rapport sur quelques expériences de M. Brown-Séquard, par M. Paul Broca. Paris, 1856, in-8. 1 fr.

BURLUREAUX (Ch.). Considérations sur le siége, la nature, les causes de la folie paralytique. 1874, grand in-8 de 91 pages. 2 fr.

CABANIS (P.-G.). Rapports du physique et du moral de l'homme, et Lettre sur les causes premières, avec une Table analytique, par Destutt de Tracy. *Huitième édition*, augmentée de notes, et précédée d'une Notice historique et philosophique sur la vie, les travaux et les doctrines de Cabanis, par L. Peisse. Paris, 1844, in-8 de 780 pages. 6 fr.

CALMEIL. Traité des maladies inflammatoires du cerveau, ou Histoire anatomo-pathologique des congestions encéphaliques, du délire aigu, de la paralysie générale ou péricéphalite chronique diffuse à l'état simple ou compliqué, du ramollissement cérébral local aigu et chronique, de l'hémorrhagie cérébrale localisée récente ou non récente. 2 vol. in-8 de chacun plus de 700 pages. 17 fr.

CALMEIL. De la folie, considérée sous le point de vue pathologique, philosophique, historique et judiciaire, depuis la renaissance des sciences en Europe jusqu'au XIXe siècle; description des grandes épidémies de délire simple ou compliqué qui ont atteint les populations d'autrefois, et régné dans les monastères. Exposé des condamnations auxquelles la folie méconnue a souvent donné lieu. Paris, 1845, 2 vol. in-8. 14 fr.

CARRIÈRE. Du traitement rationnel de la congestion et de l'apoplexie par les alcalins, et en particulier par le bicarbonate de soude. Paris, 1854, in-8 de 32 pages. 1 fr. 25 c.

CASTEL. Exposition des attributs du système nerveux; réfutation de la doctrine de Ch. Bell, et explication des phénomènes de la paralysie, 2e *édit.* Paris, 1845, in-8. *Au lieu de* 5 fr. 1 fr.

CAZAUVIEILH. Du suicide, de l'aliénation mentale, et des crimes contre les personnes comparés dans leurs rapports réciproques. Paris, 1840, in-8. *Au lieu de* 5 fr. 2 fr. 50 c.

CERISE (L.). Déterminer l'influence de l'éducation physique et morale sur la production de la surexcitation du système nerveux et des maladies qui sont un effet consécutif de cette surexcitation. Paris, 1841, 1 vol. in-4 de 170 pages. 3 fr.

CHAIROU (E.). Études cliniques sur l'hystérie. Paris, 1870, in-8 de 143 pages. 3 fr.

CHARCELLAY. Rapport statistique sur les aliénés et les enfants trouvés de l'hospice général de Tours. Tours, 1842, in-4 de 97 pages. 2 fr.

CHARPENTIER. De la nature et du traitement de la maladie dite hydrocéphale aiguë, deuxième édition. Paris, 1837, in-8. 3 fr.

CHENEAU (P.). Recherches sur le traitement de l'épilepsie (haut mal, mal caduc, masacré, etc.). Paris, 1849, in-8 de 54 pages. 1 fr. 50 c.

COLLINEAU. Analyse physiologique de l'entendement humain. 1843, in-8. (7 fr.) 1 fr. 50

CORLIEU (A.). Études sur les causes de la mélancolie. Paris, 1861, in-8, 56 pag. 1 fr. 25 c.

CROS (Antoine). Les fonctions supérieures du système nerveux. Recherche des conditions organiques et dynamiques de la pensée. Paris, 1875, 1 vol. gr. in-8 de 540 pages. 8 fr.

Table des matières. — Livre Ier. La sensation. — Livre II. Division de la sensibilité. — Livre III. La sensibilité impressive et les fonctions du système nerveux périphérique. — Livre IV. La sensibilité conceptive et les fonctions des centres nerveux supérieurs. — Livre V. La sensibilité affective et les fonctions du système nerveux ganglionnaire. — Livre VI. Théorie physiologique de la pensée. — Livre VII. La puissance de coordination supérieure.

DAGONET. Nouveau Traité des maladies mentales, par H. DAGONET, médecin en chef de l'asile de Sainte-Anne. Paris, 1876, 1 vol. grand in-8 de 716 pages, avec 8 photogravures représentant 42 types d'aliénés et une carte. 15 fr.

— Asiles d'aliénés. Loi sur les aliénés. Paris, 1865, in-8 de 32 pages. 1 fr.

— Des impulsions dans la folie et de la folie impulsive. Paris, 1870, in-8 de 74 p. 2 fr.

— De la stupeur dans les maladies mentales et de l'affection désignée sous le nom de stupidité. Paris, 1872, in-8 de 76 pages. 2 fr.

— De l'alcoolisme au point de vue de l'aliénation mentale. 1873, 1 vol. in-8 de 111 pag. 2 fr. 50

DARDE. Du délire des actes dans la paralysie générale avec observations recueillies au bureau central d'admission de Sainte-Anne. 1874, gr. in-8, 41 pages. 2 fr.

DEMARQUAY et GIRAUD-TEULON. Recherches sur l'hypnotisme ou sommeil nerveux. Paris, 1860, in-8 de 56 pages. 1 fr. 50 c.

DESCOT (J.). Dissertation sur les affections locales des nerfs. 1825, in-8. (6 fr.) 1 fr.

DESMAISONS. Des asiles d'aliénés en Espagne. Paris, 1859, in-8, x-176 pages. 4 fr.

DESMOULINS (A.). Anatomie du système nerveux des animaux à vertèbres, appliquée à la physiologie et à la zoologie. Paris, 1825, 2 vol. in-8, atlas in-4. 10 fr.

DUBOIS (d'Amiens). Histoire philosophique de l'hypochondrie et de l'hystérie. Paris, 1837, in-8. *Au lieu de* 7 fr. 50 c. 2 fr.

DUJARDIN-BEAUMETZ et EVRARD. Note historique et physiologique sur le supplice de la guillotine. Paris, 1870, in-8 de 26 pages. 1 fr.

DU MESNIL. Les jeunes détenus à la Roquette et dans les colonies agricoles, par O. du Mesnil, médecin de l'asile de Vincennes. Paris, 1866, in-8 de 104 p. 2 fr. 50

DURAND (de Lunel). Nouvelle théorie de l'action nerveuse, et des principaux phénomènes de la vie, avec supplément. Paris, 1843-1845, in-8. 4 fr.

DURAND (J.-P.) (de Gros). De l'hérédité dans l'épilepsie. Paris, 1868, in-8, 15 pages. 75 c.

ESQUIROL. Des maladies mentales, considérées sous les rapports médical, hygiénique et médico-légal. Paris, 1838, 2 forts vol. in-8, avec un atlas de 27 pl. gravées. 20 fr.

— Maison de Charenton. Inauguration de sa statue. Paris, 1862. In-8 de 56 pages avec portrait. 1 fr. 25

FALRET (J.-P.). Des maladies mentales et des asiles d'aliénés, leçons cliniques et considérations générales. Paris, 1864, 1 v. in-8 de LXX-796 p., avec un plan de l'asile d'Illenau. 11 fr.

— Du suicide et de l'hypochondrie. Paris, 1822, in-8. (10 fr.). 6 fr.

— Observations sur le projet de loi relatif aux aliénés. Paris, 1837, in-8, 84 p. (2 fr.) 1 fr.

— Du délire. Paris, 1839, gr. in-8, 50 p. 2 fr. 50 c.

— De l'enseignement clinique des maladies mentales. Paris, 1850, in-8. 2 fr.

— Visite à l'établissement d'aliénés d'Illenau, et considérations générales sur les asiles d'aliénés. Paris, 1845, in-8, 96 pages avec 1 pl. 2 fr. 50

FALRET (J.). Congestion apoplectiforme et épilepsie. Paris, 1861, in-8, 20 pages. 75 c.
— Folie paralytique et diverses paralysies générales. Paris, 1853, in-4. 3 fr. 50
— La colonie d'aliénés de Gheell. Paris, 1862, in-8 de 40 pages. 1 fr.
— Notice sur les asiles d'aliénés de la Hollande. Paris, 1862, in-8 de 20 pages. 1 fr.
— Des divers modes de l'assistance publique applicables aux aliénés. Paris, 1865, in-8, 32 pages. 1 fr.
— Des aliénés dangereux et des asiles spéciaux pour les aliénés dits criminels. Paris, 1869, in-8, 50 pages. 2 fr.

FERRIER (A.). Introduction à l'étude philosophique et pratique de la phrénologie. Bruxelles, 1845, in-8 de 73 pages et 1 pl. col. 2 fr.

FERRUS (G.). Des aliénés. Paris, 1834, in-8, 315 pages avec planches et tableaux. 6 fr.
— De l'expatriation pénitentiaire. Paris, 1855, in-8. (3 fr.) 1 fr.

FEUCHTERSLEBEN (E. de). Hygiène de l'âme; traduit de l'allemand sur la *vingt-quatrième édition*, par le docteur Schlesinger-Rahier. 3e édition, précédée d'Études biographiques et littéraires. Paris, 1870, 1 vol. in-18 de 284 pages. 2 fr. 50

FLOURENS (P.). Recherches sur les fonctions et les propriétés du système nerveux dans les animaux vertébrés. *Deuxième édition*. Paris, 1842, in-8 de 516 pages. 3 fr.

FOISSAC (P.). Hygiène philosophique de l'âme, 2e édition revue et augmentée. Paris, 1863, in-8 de 571 pages. 7 fr. 50 c.

FOUILLOUX. Recherches sur la nature et le traitement de la danse de Saint-Guy. Lyon, 1847, in-8 de 125 pages. *Au lieu de* 2 fr. 1 fr.

FOVILLE fils (Ach.). Les aliénés. Étude pratique sur la législation et l'assistance qui leur sont applicables. Paris, 1870, in-8 de 208 pages. 3 fr.
— Historique du délire des grandeurs. Paris, 1871, in-8 de 55 pages. 1 fr. 50 c.
— Moyens pratiques de combattre l'ivrognerie, proposés ou appliqués en France, en Angleterre, en Allemagne, en Suède et en Norwége. 1872. In-8 de 160 pages. 3 fr.
— Les aliénés aux États-Unis. Législation et assistance. 1873. In-8 de 118 pages. 2 fr. 50
— Démence. 1872. In-8 de 28 pages. 1 fr. 25

FROTSCHER. Descriptio medullæ spinalis ejusque nervorum. Erlangæ, 1788, in-folio avec 2 planches. 4 fr.

GALL et SPURZHEIM. Anatomie et physiologie du système nerveux en général et du cerveau en particulier. Paris, 1810-1819, 4 vol. in-folio de texte et atlas in-folio de 100 planches. Cartonné. 150 fr.
Le même, 4 vol. in-4 et atlas in-folio de 100 planches. 120 fr.
— Recherches sur le système nerveux en général, et sur celui du cerveau en particulier. Paris, 1809, in-4, fig., br. 5 fr.

GAMA. Traité des plaies de tête et de l'encéphalite. 2e édit. Paris, 1835, in-8. 2 fr. 50

GEORGET. Discussion médico-légale sur la folie, ou aliénation mentale. Paris, 1826, in-8. *Au lieu de* 3 fr. 50 c. 1 fr.
— De la folie; son siége, ses symptômes, ses causes, sa marche et sa terminaison, etc. Paris, 1820, 1 vol. in-8 de 511 pages. 6 fr.

GINTRAC (E.). Mémoire sur l'influence de l'hérédité, sur la production de la surexcitation nerveuse, sur les maladies qui en résultent, et des moyens de les guérir. Paris, 1845, in-4, 189 pages. 3 fr. 50 c.

GIRARD (H.). Études pratiques sur les maladies nerveuses et mentales, accompagnées de tableaux statistiques, suivies du Rapport à M. le préfet de la Seine sur les aliénés traités dans les asiles de Bicêtre et de la Salpêtrière, et des Considérations générales sur l'ensemble du service des aliénés. 1 vol. in-8 de 423 pages. 12 fr.
— Considérations physiologiques et pathologiques sur les affections nerveuses dites hystériques. Paris, 1841, in-8. *Au lieu de* 2 fr. 50 c.
— Compte administratif, statistique et moral sur le service des aliénés du département de l'Yonne. Auxerre, 1846, in-8. 3 fr.

GOSSE. Essai sur les déformations artificielles du crâne. Paris, 1855, in-8 de 160 pages avec 7 planches. 4 fr.

GUARDIA (J.-M.). De l'étude de la folie. Paris, 1861, in-8 de 32 pages. 1 fr.

GUISLAIN (J.). Lettres sur l'Italie avec quelques remarques sur la Suisse. Paris, 1840, 1 vol. in-8 de 340 pages, avec 32 planches. 7 fr.

HAMMOND. Traité pratique des maladies nerveuses, traduit par le docteur Labadie-Lagrave. Paris, 1876, in-8 de 700 pages, avec 100 figures.

HERMEL. Recherches sur le traitement de l'aliénation mentale. Paris, 1856, in-8, 150 pages. — Sur la distinction à établir entre l'aliénation mentale et la folie. Paris, 1856, in-8 de 20 pages. 2 fr 50 c.

HERPIN (Th.). Du pronostic et du traitement curatif de l'épilepsie. *Ouvrage couronné par l'Institut de France.* Paris, 1852, in-8 de 600 pages. 7 fr. 50 c.

— Des accès incomplets d'épilepsie. Paris, 1867, in-8, 207 pages. 3 fr. 50

HOFFBAUER. Médecine légale relative aux aliénés, aux sourds-muets, ou les lois appliquées aux désordres de l'intelligence; traduit de l'allemand par Chambeyron et augmenté de notes par MM. Esquirol et Itard. 1827, in-8. *Au lieu de* 6 fr. 2 fr. 50 c.

Illenau. Geschichte, Bau, inneres Leben, Statut, Hausordnung und finanzielle Zustande der Anstalt Illenau. Karlsruhe, 1865, in-8 avec atlas de 24 planches, in-folio. 25 fr.

JAHR. Du traitement homœopathique des affections nerveuses et des maladies mentales. Paris, 1854, in-12. 6 fr.

JOBERT (de Lamballe). Études sur le système nerveux. Paris, 1838, 2 vol. in-8. 6 fr.

JOIRE (A.). Mémoire statistique sur l'asile d'aliénés de Lomelet près Lille. Paris, 1852, in-8. *Au lieu de* 1 fr. 50 c. 50 c.

JORET. De la folie dans le régime pénitentiaire. Paris, 1849, in-4 de 88 pages. 2 fr. 50 c.

JOSAT. Recherches historiques sur l'épilepsie. Paris, 1856, in-8. 2 fr.

JOUSSET (P.). De l'aliénation et de la folie, leur distinction et leur classification. Paris, 1865, in-8 de 51 pages. 1 fr 50.

KRAUSS et TELGMANN. Des anomalies nerveuses, trad. de l'allemand par M. de la Harpe. Paris, 1869, in-8 de 80 pages. 2 fr.

LABITTE (G.). Rapport statistique sur le service médical de l'asile privé (des aliénés) de Clermont (Oise). 1851, in-4. 2 fr.

— De la colonie de Fitz-James, succursale de l'asile privé d'aliénés de Clermont (Oise), considérée au point de vue de son organisation administrative et médicale. Paris, 1861, in-4, 35 pages avec 2 planches. 4 fr.

— De l'assistance des aliénés. Paris, 1865, in-8 de 29 pages. 1 fr.

LAMARE-PICQUOT (F.-V.). Recherches nouvelles sur l'apoplexie cérébrale; ses causes, ses prodromes; nouveau moyen préservatif et curatif. Paris, 1860, in-8. 1 fr. 25 c.

LANDOUZY. Traité de l'hystérie. Paris, 1846, in-8. 7 fr.

LEFEBVRE-DURUFLÉ. Rapport présenté au conseil général du département de l'Eure, au nom de la commission des aliénés. Evreux, 1839, in-8 avec 4 planches représentant des hospices d'aliénés en France et en Angleterre. *Au lieu de* 3 fr. 50 c. 1 fr.

LELUT. L'Amulette de Pascal, pour servir à l'histoire des hallucinations. Paris, 1846. in-8 avec *fac-simile* de l'écriture de Pascal. 6 fr.

— Du démon de Socrate, spécimen d'une application de la médecine psychologique à celle de l'histoire. *Nouvelle édition.* Paris, 1856, in-18. 3 fr. 50 c.

— De l'organe phrénologique de la destruction chez les animaux, ou Examen de cette question : Les animaux carnassiers ou féroces ont-ils, à l'endroit des tempes, le cerveau, et par suite le crâne, plus large proportionnellement à sa longueur que ne l'ont les animaux d'une nature opposée? Paris, 1838, in-8. *Au lieu de* 2 fr. 50 c. 50 c.

— Qu'est-ce que la phrénologie? ou essai sur la signification et la valeur des systèmes de physiologie en général et de celui de Gall en particulier. Paris, 1836, 1 vol. in-8 de 438 pages. 6 fr.

LÉPINE (R.). De l'hémiplégie pneumonique. Paris, 1870, in-8 de 39 pages. 1 fr. 25

LEURET (F.). Du traitement moral de la folie. Paris, 1840, in-8. 6 fr.

— Des indications à suivre dans le traitement moral de la folie. Paris, 1846, in-8. 2 fr. 50 c.

LEURET et MITIVIÉ. De la fréquence du pouls chez les aliénés. Paris, 1832, in-8 de 90 pages avec 1 pl. 1 fr. 50 c.

LISLE (E.). Du suicide. Paris, 1856, in-8. 7 fr.

LOBSTEIN. De nervi sympathici humani fabrica, usu et morbis commentatio anatomico-physiologica. Parisiis, 1823, in-4, avec 10 planches. 6 fr.

LOISEAU (Gust.). Quelques mots sur l'épilepsie. Paris, 1861, in-4 de 27 pages. 1 fr.

LORRY. De melancholia et morbis melancholicis. Paris, 1765, 2 vol. in-8. 7 fr.

LUCAS. Traité physiologique et philosophique de l'hérédité naturelle dans les états de santé et de maladie du système nerveux, avec l'application méthodique des lois de la procréation au traitement général des affections dont elle est le principe. Paris, 1847-1850, 2 forts vol. in-8. 16 fr.

LUNIER (L.). Compte rendu du service médical de l'asile départemental d'aliénés de Blois (Loir-et-Cher) pour l'année 1863. 1864, in-8 de 119 pages. 2 fr.

— Des aliénés, des divers modes de traitement et d'assistance qui leur sont applicables. Paris, 1865, in-8 de 24 pages. 1 fr. 25.

— Recherches sur la paralysie générale progressive. Paris, 1849, in 8. 2 fr. 50 c.

LUYS (J.). Des maladies héréditaires. Paris, 1863, in-8 de 140 pages. 2 fr. 50 c.

MACLOUGHLIN (D.). Consultation médico-légale sur quelques signes de paralysies vraies et sur leur valeur relative. 2e édition, Paris, 1845, in-8. 2 fr. 50 c.

MAGENDIE. Mémoire sur quelques découvertes récentes relatives aux fonctions du système nerveux. Paris, 1823, in-8. *Au lieu de* 1 fr. 50 c. 50 c.

MANEC. Anatomie analytique. Tableau représentant l'axe cérébro-spinal chez l'homme. Paris, 1829, planche et texte grand in-fol. 1 fr. 50 c.

MARC. De la folie considérée dans ses rapports avec les questions médico-judiciaires. Paris, 1840, 2 vol. in-8. *Au lieu de* 15 fr. 5 fr.

MARCÉ (L.-V.). Traité pratique des maladies mentales, par le docteur L.-V. MARCÉ, médecin des aliénés de Bicêtre. Paris, 1862, in-8 de 670 pages. 8 fr.

— De l'état mental dans la chorée. Paris, 1860, in-4 de 38 pages. 1 fr. 50 c.

— De la valeur des écrits des aliénés, au point de vue de la sémiologie et de la médecine légale. Paris, 1864, in-8 de 32 pages avec 2 planches. 2 fr.

— Traité de la folie des femmes enceintes, des nouvelles accouchées et des nourrices, et considérations médico-légales qui se rattachent à ce sujet. Paris, 1858, 1 vol. in-8. 6 fr.

— Recherches cliniques et anatomo-pathologiques sur la démence sénile, et sur les différences qui la séparent de la paralysie générale. Paris, 1863, in-8 de 72 pages. 2 fr.

— Des altérations de la sensibilité. Paris, 1860, in-8 de 111 pages. 2 fr. 50 c.

MESNET (E.). Étude médico-psychologique sur l'homme dit le sauvage du Var. Paris, 1865, in-8 de 32 p. avec portrait. 1 fr. 50.

MICHÉA (F.). Du siége, de la nature intime, des symptômes et du diagnostic de l'hypochondrie. Paris, 1843, in-4 de 81 pages. 2 fr. 50 c.

— Des hallucinations, de leurs causes, et des maladies qu'elles caractérisent. Paris, 1846, in-4 de 32 pages. 1 fr.

MONGERI (Louis). Notice statistique sur l'asile des aliénés Solimani à Constantinople. 1867, in-8 de 58 pages. 3 fr.

MONTANÉ (Louis). Étude anatomique du crâne dans les microcéphales. Paris, 1874, gr. in-8 de 80 pages, 6 planches. 3 fr. 50 c.

MOREAU (J.) de Tours. De l'étiologie de l'épilepsie et des indications que l'étude des causes peut fournir. Paris, 1854, 1 vol. in-4 de 175 pages. (6 fr.) 4 fr.

MOREL (B.-A.). Traité des dégénérescences physiques, intellectuelles et morales de l'espèce humaine et des causes qui produisent ses variétés maladives. *Ouvrage couronné par l'Institut de France.* 1857, 1 vol. in-8 de 700 pag. et Atlas de 12 planches in-4°. 12 fr.

— Mélanges d'anthropologie pathologique et de médecine mentale. Swedenborg, sa vie, ses écrits, leur influence sur son siècle, ou Coup d'œil sur le délire religieux. Rouen, 1859, in-8 de 64 pages. 2 fr.

— Le procès Chorinski. Etude médico-légale. Rouen, 1868, in-8, 32 pages. 1 fr.

— Souvenirs scientifiques d'un voyage dans le midi de la France et dans la Savoie. Rouen, 1860, in-8, 27 pages. 1 fr.

MOREL (B.-A.) et **FALRET** (Jules). Consultation médico-légale sur l'état mental de Jeanson, accusé d'incendie et de meurtre. Paris, 1869, in-8 de 110 pages. 2 fr.

MOTET (A.). Les aliénés devant la loi. Paris, 1866, in-8 de 48 pages. 1 fr. 25

— De la possibilité et de la convenance de faire sortir certaines catégories d'aliénés des asiles spéciaux et de les placer, soit dans des exploitations agricoles, soit dans leurs propres familles. Paris, 1865, in-8 de 22 pages. 1 fr.

MUNDY (J.). Sur les divers modes de l'assistance publique appliquée aux aliénés. Paris, 1865, in-4 de 60 pages. 1 fr.

NIEPCE (B.). Traité du goître et du crétinisme. Paris, 1851-1852, 2 vol. in-8. 9 fr.

PAIN (A.). De la statistique en matière d'aliénation mentale. De l'hygiène morale de la folie appliquée dans les grands asiles d'aliénés. Paris, 1861, in-8 de 16 pages. 50 c.

— Des divers modes de l'assistance publique appliquée aux aliénés. Paris, 1865, in-8 de 65 pages. 1 fr. 50.

PARCHAPPE. Recherches sur l'encéphale, sa structure, ses fonctions et ses maladies. Paris, 1836-1838, 2 parties, in-8. *Au lieu de* 7 fr. 3 fr. 50 c.

La 1re partie comprend : *Du volume de la tête et de l'encéphale chez l'homme ;* la 2e partie : *Des altérations de l'encéphale dans l'aliénation mentale.*

PARENT et **MARTINET.** Recherches sur l'inflammation de l'arachnoïde cérébrale et spinale. Paris, 1821, in-8. *Au lieu de* 7 fr. 50 c. 3 fr.

PARIGOT. Tableau analytique des maladies mentales. Gand, 1854, in-4 oblong. 2 fr.

PETIT (A.). Mémoire sur le traitement de l'aliénation mentale. Paris, 1843, in-8. 1 fr. 50 c.

PHRENOLOGICAL Journal (the) and Miscellany. Edinburgh, 1823-1847, 20 vol. in-8, reliés 120 fr.

PINEL (Cas.). Du traitement de l'aliénation mentale aiguë en général, et principalement par les bains tièdes prolongés et les arrosements continus d'eau fraîche sur la tête. Paris, 1856, in-4. 5 fr.

— De la monomanie. Paris, 1856, in-8 de 86 pages. 2 fr.

PINEL (Scipion). Traité de pathologie cérébrale ou des maladies du cerveau. Paris, 1844, in-8. 3 fr.

PINEL. Recherches d'anatomie et de physiologie pathologiques sur les altérations de l'encéphale. Paris, 1821, in-8 de 21 pages. 1 fr. 25 c.

PIORRY. État mental dans la chorée. Paris, 1859, in-8 de 7 pages. 50 c.

PORTAL (A.). Observations sur la nature et le traitement de l'apoplexie. 1811, in-8. 3 fr.

— Observations sur la nature et le traitement de l'épilepsie. Paris, 1827, in-8. 3 fr.

POTERIN DU MOTEL. Études sur la mélancolie et sur le traitement moral de cette maladie. Paris, 1859, in-4. 3 fr.

PUEL (T.). De la catalepsie. Paris, 1856, 1 vol. in-4 de 118 pages. 3 fr. 50 c.

RACLE. De l'alcoolisme. Paris, 1860, in-8 de 122 pages. 2 fr. 50 c.

REMAK. Galvanothérapie, ou De l'application du courant galvanique constant au traitement des maladies nerveuses et musculaires, par REMAK, professeur à l'Université de Berlin. Traduit par MORPAIN. 1860, 1 vol. in-8, xx-467 p. 3 fr.

RENAUDIN. Notice statistique sur les aliénés du département du Bas-Rhin. Strasbourg, 1841, in-8. 2 fr.

— Etudes médico-psychologiques sur l'aliénation mentale. 1854, in-8 de 812 pages. 12 fr.

REVOLAT (F.-B.). Aperçu statistique et nosographique de l'asile des aliénés de Bordeaux. Bordeaux, 1846, in-4 de 44 pages. 2 fr. 50 c.

REYNAUD-LACROZE (Ch.). De la névrite et de la périnévrite optiques considérées dans leurs rapports avec les maladies cérébrales. Paris, 1870, in-8 de 72 pages. 2 fr.

RIBES (F.). Exposé sommaire des recherches faites sur quelques parties du cerveau. Paris, 1839, in-8. 1 fr.

RIGAL (A.). Causes et pathogénie des névralgies. Paris, 1872. In-8 de 70 p. 2 fr.

RITTI (Ant.). Théorie physiologique de l'hallucination. Paris, 1874, in-8 de 75 pages. 2 fr.

ROLANDO (L.). Osservazioni sul cervelletto. Turin, 1823, in-4, avec 3 planches. 3 fr.

— Della struttura degli emisferi cerebrali. Turin, 1829, in-4, avec 10 planches. 6 fr.

— Ricerche anatomiche sulla struttura del midollo spinale. Torino, 1824, in-8, avec 5 planches. 3 fr.

ROTH. Histoire de la musculation irrésistible ou de la chorée épidémique. Paris, 1850, in-8. 3 fr. 50 c.

ROUSSEL. Traité de la pellagre et des pseudo-pellagres, par le docteur Théophile Roussel. Ouvrage couronné par l'Institut de France. Paris, 1866, in-8 de 656 pages. 3 fr.

RUFZ et DE LUPPE. Mémoire sur la maison des aliénés de Saint-Pierre-Martinique. Paris, 1856, in-8 de 56 pages. 1 fr. 25 c.

SABLAIROLLES. Recherches relatives à la prédominance et à l'influence des organes digestifs des enfants sur le cerveau. Paris, 1827, in-8. 1 fr. 50 c.

SAINT-LAGER (J.). Études sur les causes du crétinisme et du goître endémique. Paris, 1867-1868, 2 vol. gr. in-8. 7 fr.

— Séparément, 2e partie. 2 fr.

SARLANDIÈRE. Traité du système nerveux dans l'état actuel de la science. Paris, 1840, in-8, avec 6 pl. 9 fr.

— Examen critique de la classification des facultés cérébrales adoptée par Gall et Spurzheim, et des dénominations imposées à ces facultés. Paris, 1833, in-8, avec fig. 1 fr. 50 c.

SCHNEPF (B.). Des aberrations du sentiment. Paris, 1855, in-4. 1 fr. 50 c.

SÉE (Germain). De la chorée, rapports du rhumatisme et des maladies du cœur avec les affections nerveuses et convulsives. Paris, 1850, in-4, 154 pages. 3 fr. 50 c.

SÉGUIN (Ed.). Traitement moral, hygiène et éducation des idiots, et des autres enfants arriérés ou retardés dans leurs développements, agités de mouvements involontaires, débiles, muets, non sourds, bègues, etc. Paris, 1846, 1 vol. in-12 de 750 pages. 6 fr.

SEMERIE (E.). Des symptômes intellectuels de la folie. Paris, 1867, in-8, 104 p. 2 fr.

SIMON (Max). Du vertige nerveux et de son traitement. Paris, 1858, in-4, 150 p. 3 fr.

SOCIÉTÉ PHRÉNOLOGIQUE de Paris. Séance annuelle de 1841-1842. Paris, 1843, in-8. 2 fr.

— (Journal de la). Paris, 1832-1835. Collection complète, 3 vol. in-8. 15 fr.

SPURZHEIM. Observations sur la phrénologie, ou la connaissance de l'homme moral et intellectuel, fondée sur les fonctions du système nerveux. Paris, 1818, in-8, fig. 7 fr.

SWAN (J.). La névrologie, ou Description anatomique des nerfs du corps humain, traduit de l'anglais, avec des additions, par le docteur E. CHASSAIGNAC. Paris, 1838, in-4, avec 25 planches, cartonné. 24 fr.

TARDIEU (A.). Étude médico-légale sur la folie. Paris, 1872, 1 vol. in-8, XXII-610 pages, avec quinze fac-simile d'écriture d'aliénés. 7 fr.

TIEDEMANN (F.). Anatomie du cerveau, traduit de l'allemand par A.-J.-L. Jourdan, 1823, 1 vol. in-8 avec 14 pl. 5 fr.

TOPINARD (Paul). De l'ataxie locomotrice, et en particulier de la maladie appelée ataxie locomotrice progressive. Paris, 1865, in-8 de 570 pages. 8 fr.

TOURDES. Du goître à Strasbourg et dans le département du Bas-Rhin. Strasbourg, 1854, in-8 de 72 pages. 1 fr. 50 c.

TRÉLAT. Recherches historiques sur la folie. Paris, 1839, in-8. 3 fr.

TURCK (L.). Nouveau Mémoire sur la nature et le traitement de la folie. Paris, 1862, in-12. 75 c.

— L'Ecole aliéniste française, l'isolement des fous dans les asiles. Insuffisance de la protection que la loi accorde à l'aliéné. Paris, 1864, in-12. 75 c.

VALENTIN (G.). Traité de névrologie. Paris, 1843, in-8, avec fig. 4 fr.

VALLEIX. Traité des névralgies, ou affections douloureuses des nerfs. Paris, 1841, in-8 de 720 pages. 8 fr.

VICQ D'AZYR. Traité d'anatomie et de physiologie du cerveau. Paris, 1786, in-fol. avec 35 planches coloriées. 30 fr.

VIMONT. Traité de physiologie humaine et comparée. Paris, 1835, 2 vol. in-4 accompagnés d'un magnifique atlas in-folio de 134 planches contenant plus de 700 figures. 150 fr.

VINGTRINIER. Opinion sur la question de la prédominance des causes morales ou physiques dans la production de la folie. Rouen, 1841, in-8. 1 fr.

— Du goître endémique dans le département de la Seine-Inférieure et de l'étiologie de cette maladie. Rouen, 1854, in-8 de 80 pages. 1 fr. 50 c.

VIRENQUE. De la perte de la sensibilité générale et spéciale d'un côté du corps (hémianesthésie), et de ses relations avec certaines lésions des centres opto-striés. Paris, 1874, in-8 de 40 pages, avec une planche. 1 fr.

VOISIN (Aug.). De l'anesthésie cutanée hystérique. Paris, 1858, in-8. 1 fr. 50 c.

— Leçons cliniques sur les maladies mentales, professées à la Salpêtrière. 1876, gr. in-8 de 200 pages, avec planches lithographiées, photographies et figures intercalées dans le texte.

— De la méningo-myélite occasionnée par le froid. Paris, 1865, in-8, 31 pages. 1 fr.

— Contribution à la thérapeutique de l'épilepsie par les préparations de cuivre et de zinc; maintien des guérisons depuis dix ans et plus. In-8° de 15 pages. 75 c.

VOISIN (Aug.) et **LIOUVILLE** (H.). Études sur le curare. Paris, 1866, in-8, 17 p. avec figures et 2 tableaux. 1 fr. 25 c.

VOISIN (F.). Des causes morales et physiques des maladies mentales, et de quelques autres affections nerveuses, telles que l'hystérie, la nymphomanie, le satyriasis. Paris, 1826, in-8. 7 fr.

— Du traitement intelligent de la folie. 1er Mémoire. Paris, 1847, in-8. 2 fr.

— De l'homme animal. Paris, 1839, in-8. 3 fr.

— Études sur la nature de l'homme. Quelles sont ses facultés, quel en est le nom, quel en est le nombre, quel en doit être l'emploi ? Tome I : De l'homme considéré dans ses facultés morales. — Tome II : De l'homme considéré sous le rapport des facultés qu'il partage avec les animaux. — Tome III : De l'homme considéré dans ses facultés intellectuelles, industrielles, artistiques et perceptives. Paris, 1862-67, 3 vol. in-8. 22 fr. 50 c.

— Chaque volume, séparément. 7 fr. 50 c.

— Études sur la nature de l'homme. Du droit d'exercice et d'application de toutes les facultés de la tête humaine. Instincts conservateurs, sentiments moraux, facultés intellectuelles, industrielles, artistiques et perceptives. Paris, 1870, 1 vol. gr. in-8 de XII-177 pages. 3 fr. 50

— De l'identité de quelques-unes des causes du suicide, du crime et des maladies mentales. Paris, 1872, in-8 de 19 pages. 1 fr.

— De l'emploi des facultés instinctives, intellectuelles et morales. Nouvelles tables de la loi. Paris, 1869, in-8 de 26 pages. 1 fr.

— Mémoire en faveur de l'abolition de la peine de mort. Paris, 1870, in-8 de 20 p. 1 fr.

WARLOMONT. Louise Lateau. Rapport médical sur la stigmatisée de Bois d'Haine, fait à l'Académie royale de médecine de Belgique, au nom d'une commission, par le docteur WARLOMONT, membre titulaire. Bruxelles et Paris, 1876, in-8 de 200 pages. 4 fr.

WOLKOFF (S. DE). Quelques considérations en réponse à l'examen de la phrénologie de M. Flourens. Paris, 1846, in-8. *Au lieu de* 50 c. 25 c.

ZAMBACO. Des affections nerveuses syphilitiques. Paris, 1862, 1 v. in-8 de 596 p. 7 fr.

Le gérant : H. BAILLIÈRE.

32

Paris. — Imprimerie de E. MARTINET, rue Mignon, 2.

www.ingramcontent.com/pod-product-compliance
Ingram Content Group UK Ltd.
Pitfield, Milton Keynes, MK11 3LW, UK
UKHW031945260826
14628UKWH00004B/1854

9 782019 635558